ÉTUDE

SUR

L'ANGIOME SIMPLE

SOUS-CUTANÉ CIRCONSCRIT

(NÆVUS VASCULAIRE SOUS-CUTANÉ, ANGIOME LIPOMATEUX, ANGIOME LOBULÉ)

Suivie de quelques remarques

SUR LES

ANGIOMES CIRCONSCRITS DE L'ORBITE

PAR

Le D͏ʳ Charles MONOD,

Aide de clinique chirurgicale à la Faculté de médecine de Paris,
Ancien interne lauréat des hôpitaux,
Membre de la Société anatomique et de la Société d'Anthropologie.

AVEC DEUX PLANCHES

PARIS

LIBRAIRIE J.-B. BAILLIÈRE ET FILS,

19, rue Hautefeuille, près du boulevard St-Germain

1873

ÉTUDE

SUR

L'ANGIOME SIMPLE

SOUS-CUTANÉ CIRCONSCRIT

(NÆVUS VASCULAIRE SOUS-CUTANÉ, ANGIOME LIPOMATEUX, ANGIOME LOBULÉ)

Suivie de quelques remarques

SUR LES

ANGIOMES CIRCONSCRITS DE L'ORBITE

ÉTUDE

SUR

L'ANGIOME SIMPLE

SOUS-CUTANÉ CIRCONSCRIT

(NÆVUS VASCULAIRE SOUS-CUTANÉ, ANGIOME LIPOMATEUX, ANGIOME LOBULÉ)

Suivie de quelques remarques

SUR LES

ANGIOMES CIRCONSCRITS DE L'ORBITE

PAR

Le Dr Charles MONOD

Aide de clinique chirurgicale à la Faculté de médecine de Paris,
Ancien interne lauréat des hôpitaux,
Membre de la Société anatomique et de la Société d'anthropologie.

AVEC DEUX PLANCHES

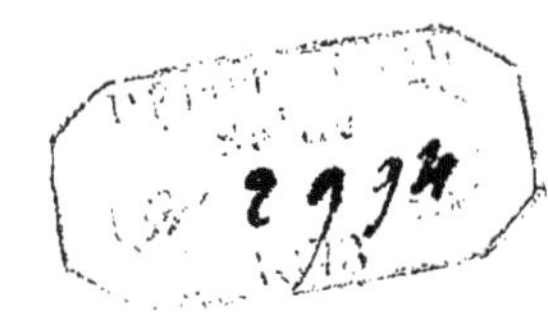

PARIS

LIBRAIRIE J.-B. BAILLIÈRE ET FILS.

19, rue Hautefeuille, près du boulevard St-Germain

1873

L'ANGIOME

SIMPLE SOUS-CUTANÉ CIRCONSCRIT

**(Nævus vasculaire sous-cutané, angiome lipomateux,
angiome lobulé.)**

INTRODUCTION.

Nous avons eu occasion d'observer l'an dernier,
dans le service de notre excellent maître, M. le professeur Trélat, une variété peu commune d'angiome
sous-cutané, sur laquelle l'attention des chirurgiens
ne nous paraît pas avoir été jusqu'ici attirée d'une
manière spéciale.

Voici le fait : tumeur sous-cutanée, sans altération de la peau, obscurément lobulée, d'une résistance élastique, mobile dans tous les sens, offrant
la plupart des caractères ordinairement assignés
aux lipomes ou aux fibro-lipomes, ne présentant
aucun de ceux qui révèlent d'ordinaire la présence
d'une tumeur érectile; à l'examen histologique, production évidemment vasculaire, essentiellement
constituée par des capillaires dilatés, véritable tumeur érectile par conséquent, ou plutôt, — suivant
l'appellation aujourd'hui en usage, et qui ici, mieux

Monod.   1

que jamais, trouve son application, — véritable angiome (1). Il s'agissait d'un angiome simple développé dans le tissu cellulo-adipeux sous-cutané et
aux dépens des éléments de ce tissu. Certains détails
de structure expliquaient, comme nous le montrerons
plus loin, les difficultés de diagnostic.

Quelque temps auparavant, M. le Dʳ Duplay opérait,
dans des circonstances analogues, une tumeur sous-
cutanée de la jambe, qui n'avait pas davantage pré-
senté, à l'ablation, les caractères ordinaires des
tumeurs érectiles. La pièce, soumise à l'examen de
M. le Dʳ Ranvier, fut classée par lui parmi les angiomes caverneux. Nous devons à l'obligeance de
M. Duplay une note sur ce cas curieux, présentant
pour nous à divers titres un véritable intérêt.

Enfin M. Trélat, à propos des deux faits précédents, nous en citait un troisième analogue, observé
par lui à une époque antérieure : il s'agissait cette
fois encore d'une tumeur ferme, résistante, circonscrite, grosse comme une noisette allongée, située
sous la peau de la jambe, qui, au microscope, parut
exclusivement formée par des vaisseaux dilatés.

Il nous avait semblé que des faits de ce genre méri-
taient de ne pas passer inaperçus. Montrer, en réunissant quelques observations semblables aux précédentes, que certains angiomes circonscrits sous-cutanés
peuvent offrir avec les tumeurs fibreuses ou adipeuses

(1) Nous nous servirons indifféremment, dans le cours de cette
étude, des mots de *tumeur érectile* et d'*angiome* pour désigner la
même affection ; au premier, cependant, encore communément
employé, doit être préféré le second ; certaines tumeurs, en effet,
celles que nous étudions, par exemple, méritent parfaitement la
qualification d'*angiome* et ne sont pourtant pas *érectiles*.

une ressémblance capable de tromper les plus habiles; rechercher, d'autre part, si l'étude anatomique ne rendrait pas compte de cette circonstance au premier abord, assez étrange : telle avait été notre première pensée et celle de M. Trélat, qui nous engageait à entreprendre ce travail.

Nos recherches à ce sujet nous ont amené à modifier sensiblement le projet que nous avions d'abord formé. Parmi ces angiomes sous-cutanés, il en est un, en effet, assez rare et peu connu, l'*angiome simple circonscrit*, celui précisément que nous avions observé nous-même, qui présente habituellement l'aspect tout spécial qui nous avait frappé. Nous avons préféré dès lors, prenant notre observation comme point de départ, nous attacher spécialement à l'étude de cette variété, et mettre en lumière les particularités qui lui sont propres.

Qu'il nous soit permis, au début de ce travail, d'adresser à notre cher maître, M. le professeur Trélat, nos sincères remerciements pour ses bienveillants conseils, et pour le sympathique intérêt dont il a bien voulu, en cette occasion, nous donner une preuve nouvelle.

Quelques mots sur les angiomes en général, et en particulier sur les angiomes sous-cutanés, seront une introduction naturelle à notre sujet. Ils serviront à bien marquer la place que doit occuper, parmi les diverses variétés d'angiomes, celle que nous voulons étudier.

On sait combien sont nombreuses les classifications des tumeurs érectiles. Celle qui a longtemps

prévalu en France les divise en tumeurs érectiles *artérielles* et *veineuses ;* quelques auteurs y joignent
une troisième variété, la tumeur *mixte, intermédiaire* ou *capillaire ;* mais, comme l'a fait remarquer
M. le professeur Broca (1), cette division était purement clinique, et devait tôt ou tard faire place à une
classification plus rationnelle, reposant sur l'anatomie
pathologique. A ce titre, la classification proposée
par Virchow (2), admise par MM. Cornil et Ranvier
dans leur Manuel d'Histologie pathologique (3), semble
devoir être définitivement adoptée. D'après ces auteurs, il faut distinguer deux espèces d'angiomes :
« Les angiomes *simples*, ou tumeurs constituées par
des vaisseaux de nouvelle formation, semblables aux
vaisseaux normaux, aux artères, aux veines et aux
capillaires ; les angiomes *caverneux*, dans lesquels
le sang circule dans un système lacunaire, analogue
au système caverneux des organes érectiles ». Il
n'en reste pas moins que, dans l'une ou l'autre variété, les rapports plus intimes de la tumeur, soit
avec les artères, soit avec les veines, permettront souvent de distinguer des formes artérielles ou veineuses.

D'ailleurs, entre ces deux variétés, la distinction
n'est pas absolue ; il est même probable, bien que le
fait n'ait pas toujours été anatomiquement démontré, que les angiomes caverneux ne sont qu'une

(1) Broca. *Traité des tumeurs*, Paris, 1869, t. II, p. 175.
(2) Virchow. *Traité des tumeurs*, édit. allemande. Berlin, 1867,
25e leçon, t. III. p. 306.
(3) Cornil et Ranvier. *Manuel d'histologie pathologique*, Paris,
1869, 1re partie, p. 244.

phase plus avancée des angiomes simples; mais, comme ces derniers cònservent dans beaucoup de cas leur simplicité primitive, ils forment véritablement un groupe naturel, qu'il convient d'étudier à part.

Le type de l'angiome simple est le nævus vasculaire cutané; en effet, bien que la transformation caverneuse des nævi ne soit pas inconnue, fréquemment ils demeurent à l'état de simple télangiectasie. Les angiomes profonds paraissent être plus souvent caverneux; ce qui vient sans doute de ce que la première phase de la lésion passe inaperçue, l'examen anatomique n'étant fait qu'à une époque où la tumeur a acquis un certain développement.

Entre ces deux extrêmes se placent les angiomes du tissu cellulaire sous-cutané, sur lesquels nous voulons surtout attirer l'attention. En ce point, soit en raison de la position superficielle du mal, soit à cause de la tendance que présentent certaines variétés d'angiomes à former, avant d'avoir subi la transformation caverneuse, une tumeur distincte et d'un volume appréciable, les deux espèces anatomiques ont pu être observées.

L'angiome caverneux sous-cutané semble cependant beaucoup plus fréquent que l'angiome simple. On en trouve une bonne description dans nos traités classiques, où il est habituellement désigné sous le nom de tumeur érectile veineuse (1). Il se présente sous forme d'une tumeur plus ou moins nettement

(1) *Compendium de chirurgie pratique*, par BÉRARD, DENONVILLIERS et GOSSELIN, Paris, 1847, t. I, p. 630.

circonscrite, de couleur souvent bleuâtre, de consistance quelquefois élastique, le plus souvent molle et
dépressible, donnant la sensation d'un corps mou et
souple, augmentant de volume et prenant une coloration plus foncée sous l'influence des obstacles apportés à la circulation veineuse, ne présentant jamais par contre ni battements ni souffle appréciables, pouvant enfin envahir à la longue soit la peau,
soit les parties profondes.

Virchow (1), s'appuyant sur le mode de développement probable de ces tumeurs, les divise en deux
variétés, qu'il désigne par abréviation sous le nom
d'angiomes *lipogènes* et d'angiomes *phlébogènes* : les
premiers naîtraient dans le pannicule adipeux, les
seconds se développeraient aux dépens des vasa vasorum des veines sous-cutanées.

A ces deux variétés anatomiques correspondraient
des différences cliniques assez tranchées.

Les angiomes lipogènes, quelquefois multiples, le
plus souvent uniques, sont ordinairement diffus,
sans limites nettes, possèdent rarement en effet une
capsule d'enveloppe, atteignent souvent un volume
relativement considérable, et s'étendent communément à la peau. C'est la variété la plus fréquente,
celle qui répond à la description que nous avons
rappelée plus haut.

Les angiomes phlébogènes ont été pour la première fois décrits, en tant que variété distincte, par
Esmarch (2). Deux faits, rapportés par M. Cru-

(1) Virchow, 1. c., p. 356, 362.
(2) Esmarch. *Ueber cavernöse Blutgeschwülste*, in *Virchow's Archiv*, 1854, t. VI, p. 53.

veilhier (1) et figurés dans son Atlas d'anatomie pathologique, pourraient être rangés dans la même catégorie. Il résulte enfin de la lecture de deux mémoires de Schuh (2) sur les tumeurs caverneuses qu'il a observé des faits du même genre. Deux caractères, si leur constance était définitivement établie, donneraient à l'angiome phlébogène une physionomie propre : la multiplicité des tumeurs dans un espace relativement restreint, et leur siége habituel sur le trajet des veines sous-cutanées. Ces tumeurs se développent de préférence aux extrémités et en particulier à la main et à l'avant-bras; elles se voient aussi au membre inférieur et toujours au voisinage de la saphène ou de ses branches, à la face interne de la cuisse et de la jambe, sur le dos du pied, au gros orteil. Elles sont ordinairement multiples, quelquefois très-rapprochées les unes des autres, pouvant même, dans certains cas, s'étendre à tout un membre; il n'est pas rare d'en trouver 10 à 12 plus ou moins disséminées; Esmarch en a compté jusqu'à 40, et Schuh jusqu'à 100; leur nombre va ordinairement en augmentant vers la périphérie, et en particulier vers la main et les doigts. Leur volume n'est jamais considérable,

(1) CRUVEILHIER. *Atlas d'anat. pathol.*, livr. xxiii, pl. 3-4 ; livr. xxx, pl. 5. *Traité d'anat. pathol. génér.*, Paris, 1856, t. III, p. 880 suiv.

(2) SCHUH. *Ueber die cavernösen Blutgeschwülste*, in *Zeitschrift der k.k. Gesellschaft der Aertzte zu Wien*, 1853 ; et *Ueber die nicht umschriebene cavernöse Blutgeschwülste und ihre Behandlung*, in *Wien. med. Wochenschr.*, 1861. — Voy. aussi PITHA, *Prager Vierteljahressch.* 1847, t. I, p. 131. H. HANSSEN. *Zeitschr. f. ration, medic.*, 1863, 3e série, t. XX, p. 155, pl, 7, et WEDL, cod. loc., p. 28 (cités par VIRCHOW.).

et ne dépasse souvent guère celui d'un pois ou d'une noisette. Leur forme est arrondie ou ovale, leur circonscription assez nette ; elles sont en effet ordinairement pourvues d'une capsule d'enveloppe assez résistante ; par leurs autres caractères, elles se rapprochent des tumeurs érectiles veineuses en général. Au début, elles siégent dans le tissu cellulo-adipeux sous-cutané ; elles peuvent atteindre consécutivement la peau et même les muscles, comme ce fut le cas dans les deux observations de M. Cruveilhier. Il y aurait du reste quelques observations à faire au sujet du premier de ces deux faits : les tumeurs, bien que multiples, paraissent dans ce cas avoir été complètement indépendantes des veines voisines.

Il semble qu'à ces deux variétés si tranchées d'angiomes caverneux sous-cutanés devraient, d'après ce que nous avons dit plus haut, correspondre deux variétés analogues d'angiomes simples ; ceux-ci représentant la première phase de développement des premiers : de même que dans le foie on a pu trouver des angiomes, dont les vaisseaux n'avaient pas dépassé la période de simple dilatation (1); et que dans la peau on a observé des nævi en voie de transformation caverneuse.

Les observations d'angiome simple sous-cutané sont cependant très-rares. Les angiomes phlébogènes, en particulier, n'ont été jusqu'ici étudiés qu'à .'état de tumeur caverneuse. Leur siége constant sur le trajet des veines sous-cutanées, la présence de petites ectasies partielles, constatées dans les parois

(1) Virchow, l. c., p. 395, note.

de ces dernières, ont, il est vrai, permis de supposer qu'ils prennent naissance aux dépens des vaso-
vasorum de ces vaisseaux; mais ce n'est là encore,
pour Virchow lui-même, qu'une hypothèse qui demande confirmation.

Il n'en est pas de même pour les angiomes développés aux dépens du tissu cellulo-adipeux sous-cutané; ceux-ci ont pu être étudiés à leur première période, et leur lieu d'origine être nettement constaté.

Nous citerons à ce sujet une observation déjà ancienne de Phil. v. Walther (1), dans laquelle il fut possible d'observer la lésion à son début. Sur un malade, opéré d'un nævus cutané de la jambe et qui
mourut peu de temps après d'une affection intercur-
rente, on découvrit à l'autopsie, au-dessous de la ci-
tatrice, une tumeur de récidive en voie de développement. Sous la peau, dans le pannicule adipeux, se trouvait une première masse vasculaire,
composée d'une série de petits « fongus », plus ou
moins adhérents les uns aux autres; de là l'altération se propageait au-dessous de l'aponévrose, entre
les muscles de la jambe, qui ne paraissaient nullement
atteints; et plus profondément encore sur les deux
faces du périoste, laissant intacts le périoste lui-
même et l'os sous-jacent. Il semblait que la dilatation
vasculaire occupât exclusivement les points où se
rencontre à l'état normal du tissu cellulo-graisseux.
En examinant les choses de plus près, on vit en effet

(1) Ph. v. Walther. *Ueber Verhärtung, Skirrhus, harten und
weichen Krebs, Medullar-Sarcoma, Blutschwamm, Teleangiectasie und
Aneurysm per anastomosin,* in Graefe und Walther, *Journal der Chirurgie und Augen-Heilkunde,* 1823, t. V. p. 261.

que dans le tissu adipeux s'étaient développées de
nombreuses petites houppes vasculaires, paraissant
correspondre à autant de lobules adipeux ; chacun
de ceux-ci recevait un petit vaisseau qui se ramifiait
dans son intérieur.

Cette première période a été décrite avec soin par
M. le professeur Broca (1), qui, reproduisant et con-
firmant les recherches de Porta (2), a démontré que
certaines tumeurs érectiles, à leur début, pouvaient
être décomposées en un grand nombre de petites
granulations ou de petits pelotons vasculaires, possédant chacun un vaisseau afférent et un vaisseau ef-
férent. Les granulations de Porta correspondent
sans doute aux houppes vasculaires accidentellement
rencontrées par Walther : M. Broca remarque, en
effet, que ces granulations, même dans les tumeurs
érectiles cutanées, n'existent jamais que dans la
couche profonde du derme, au-dessous des bulbes
pileux, des glandes sébacées et des glandes sudoripares, c'est-à-dire dans les points où commencent à
apparaître les pelotons adipeux.

Telle serait donc la forme simple de la tumeur
érectile veineuse sous-cutanée des auteurs, de l'angiome lipogène de Virchow ; tumeur diffuse ou non
circonscrite, comme elle le sera plus tard également,
lorsqu'elle aura subi la transformation caverneuse.
Il est probable, au reste, que le plus souvent cette
transformation est rapide, s'il faut en juger par le
petit nombre d'observations connues d'*angiomes
simples sous-cutanés diffus*.

(1) Broca, l. c., p. 179.
(2) L. Porta. *Dell'angectasia*, Milano, 1861, gr. in-4°.

L'*angiome simple sous-cutané circonscrit*, développé aux dépens du tissu cellulo-adipeux, et qui à ce titre mériterait aussi le nom de lipogène, forme au. contraire, à l'état de simple télangiectasie, une tumeur nettement appréciable, présentant, au it du malade comme à l'examen histologique, des carac tères qui lui sont propres.

C'est un fait de ce genre que nous avons observé et qui servira de base à l'étude qui va suivre.

HISTORIQUE. — SYNONYMIE. — VARIÉTÉS.

Les angiomes simples sous-cutanés circonscrits n'ont pas été jusqu'ici, l'objet d'une étude spéciale ; leur existence même, en tant que variété distincte, n'a été que tout récemment signalée. On verra d'ailleurs que, sans l'aide du microscope, la définition exacte de ces tumeurs était difficile.

Il est possible cependant de trouver dans les auteurs quelques indications relatives à ce sujet; nous les résumerons en peu de mots.

Franz Schuh (1) a le premier décrit, tantôt sous le nom de *fongus vasculaire* ou *hématode alvéolaire* (2), tantôt sous celui de *fongus vasculaire* ou *hématode lobulé* (3), des tumeurs qui, soit par leurs caractères cliniques, soit par l'aspect qu'elles offraient à l'œil nu après extirpation, présentent avec celle que nous avons observée les plus grandes analogies. L'examen histologique semblait, il est vrai, conduire à des résultats tout différents. Schuh, partageant, en effet, les idées de Rokitansky (4) sur le mode de formation des tumeurs érectiles, admettait

(1) F. SCHUH. *Ueber die Telangieclasie,* in *Zeitschrift der k.k. Gesellch. der Aertzte zu Wien:* et *Pathol. u. Therapie der Pseudoplasmen.* Wien, 1854, p. 133 et suiv.

(2) *Der alveolare Blut-oder Gefässschwamm.*

(3) *Der lappige Blut-oder Gefässschwamm.*

(4) ROKITANSKY. *Lehrbuch der pathol. Anat.* Wien, 1855, t. I, p. 208.

que le tissu aréolaire qui les constitue, d'abord indé-
pendant de la circulation générale, n'entrait que
plus tard en communication avec les vaisseaux. Ce
fait pouvait, suivant lui, être vérifié sur les tumeur
qu'il étudiait; il croyait que les cellules du tissu
adipeux, au milieu duquel se développaient ces pro
ductions, se transformaient en vésicules sans structure, sortes de kystes microscopiques, d'abord vides,
qui ultérieurement se remplissaient de sang. Il arri-
vait ainsi à faire de ces tumeurs une affection d'une
nature particulière (le fongus hématode alvéolaire),
qu'il distinguait avec soin et du fongus caverneux et
de la simple télangiectasie. Il y avait là une erreur
d'interprétation qui tenait, comme l'a fait remarquer
Virchow, à ce que les tumeurs examinées par Schuh
s'étaient en partie vidées du sang qu'elles contenaient; en cet état les vaisseaux pouvaient, en effet,
apparaître comme des cavités vides et arrondies.
A cette remarque près, la description donnée par
Schuh demeure entière et pourra être consultée avec
fruit.

Virchow (1) a eu, comme nous venons de le voir,
le mérite de mieux définir la nature des tumeurs
observées par son prédécesseur, et leur a assigné la
place qu'elles doivent occuper dans le cadre nosolo-
gique. Remarquant, en effet, qu'elles sont essentiellement formées par des capillaires dilatés, il les classe
parmi les angiomes simples, immédiatement à côté
des angiomes simples de la peau ou nævi. C'est pour
cette raison sans doute qu'il leur donne le nom de

(1) Virchow, l. c , p. 409.

nævus sous-cutané, dénomination impropre (nævus, tache); l'un des caractères de l'angiome simple sous-cutané étant de laisser la peau intacte.

Il en distingue deux variétés assez voisines l'une de l'autre : le *nævus telangiectodes simplex* et le *nævus telangyiectodes lipomatodes*. Ce dernier ne différerait du premier que par un seul fait : il y aurait au début, dans le nævus lipomateux, hyperplasie du tissu adipeux, qui, plus tard, peut, au reste, disparaître par prédominance de la formation vasculaire. A tout autre point de vue, les deux variétés sont semblables : tumeurs bien limitées, d'aspect lobulé, dans lesquelles le tissu adipeux occupe à côté des vaisseaux dilatés une place plus ou moins considérable, d'autant moindre que la lésion vascnulaire aura pris plus de développement.

Cette distinction nous paraît au moins inutile. De deux choses l'une, en effet : ou le tissu adipeux constitue l'élément accessoire, les vaisseaux au contraire l'élément prédominant de la production ; ou la proportion est inverse. Dans le premier cas, il s'agira d'une tumeur vasculaire développée dans le tissu adipeux ; dans le second, d'une tumeur adipeuse devenue vasculaire, d'un lipome télangiectasique ou érectile, variété de lipome dont l'existence est bien établie (1), et qui doit être absolument distinguée des angiomes. Dans la première de ces deux hypothèses, qui seule, comme on le voit, doit nous occu-

----

(1) Gosselin. *Bulletins de la Soc. anatom.*, 1842, p. 208. Nélaton, *Leç. clin. rec..*, par M. Chaillou, in *Journ. de Médec, et de chirur. pratiq.* 1858, 1re sér., t. XXIX, p. 22. Virchow, *Tumeurs*, édition franç., t. I, p. 365. Cornil et Ranvier, *ouv. cité*, 1re part. p. 164.

per, il faudrait donc, soit d'après la proportion des
masses adipeuses contenues dans la tumeur, soit
d'après le volume des lobules dont elle est composée,
soit peut-être même d'après la dimension des vésicules graisseuses qu'elle renferme (1), distinguer et
mettre à part les faits où le tissu adipeux, avant d'être
étouffé par la production vasculaire, aurait subi un
certain degré d'hyperplasie. Cette analyse, on le
comprend, sera le plus souvent impossible, ou si elle
pouvait être faite, la tumeur aurait sans doute des
caractères tels qu'elle tiendrait à la fois du lipome
et de l'angiome, et que sa définition anatomique
exacte serait difficile.

A un autre point de vue d'ailleurs la qualification
d'angiome ou de nævus *lipomateux* doit être rejetée ;
elle prête à confusion. On a, en effet, décrit sous ce
nom des tumeurs absolument différentes de celles
qui nous occupent. Chelius, par exemple, aurait,
d'après Esmarch (2), donné le nom de *télangiectasie
lipomatode* à certains nævi vasculaires cutanés, s'é-
tendant en profondeur, et présentant entre les vaisseaux dilatés des masses plus ou moins importantes
de cellules adipeuses. Le *nævus lipomatodes* de Ph. v.
Walther (3), cité quelquefois, mais à tort, comme
une variété de tumeur érectile, s'éloigne davantage
encore du type que nous étudions. Il s'agit, en effet,

<hr>

(1) Verneuil. *Note sur la structure intime du lipome*, in *Comptes
rendus de la Soc. de Biologie*, 2ᵉ sér., t. I, p. 11, 1854.
(2) Esmarch, l. c., p. 49.
(3) Ph. v. Walther. *Ueber die angebornen Fellhautgeschwülste
und andere Bildungsfehler*; Landshut, 1814, gr. in-fol., 2 pl.

dans ce cas, non d'une production vasculaire, mais de lipomes congénitaux, s'accompagnant d'une mo · dification particulière de la peau, « qui présentait une coloration noirâtre et était recouverte de poils longs et nombreux. »

A ces titres divers, la dénomination d'*angiome lipomateux* nous paraît donc devoir être définitivement laissée de côté.

Nous écartons également celle de *fongus* ou *angiome lobulé* (Schuh); cette désignation s'applique en effet également bien à une autre variété de tumeur érectile, à la fois cutanée et sous-cutanée, très-voisine de celle que nous étudions, mais qui cependant, comme nous le verrons plus loin, doit en être séparée.

Le nom d'*angiome simple sous-cutané circonscrit* nous paraît préférable pour désigner les angiomes développés aux dépens des vaisseaux du tissu adipeux, conservant, il est vrai, sous forme de masses adipeuses plus ou moins considérables, la marque de leur première origine, mais possédant ce double caractère, d'être essentiellement constituées par des capillaires dilatés et de former, sous la peau, des tumeurs nettement circonscrites.

Aux indications qui précèdent se réduisent les seuls renseignements un peu précis que nous ayons pu recueillir sur ces tumeurs ainsi comprises. Nos ouvrages classiques en particulier n'en font nulle part mention spéciale. M. le professeur Broca (1), ce-

(1) Broca, l. c, p.. 181, 199.

pendant, paraît avoir observé quelques faits de ce genre : dans son étude sur les tumeurs érectiles, il signale en effet certains cas où la tumeur « renferme des vésicules adipeuses assez volumineuses et assez nombreuses pour communiquer au tissu patholo- gique une couleur d'un rouge orangé, qui devient jaune après le lavage ; la tumeur ainsi modifiée perd presque entièrement ses premiers caractères et se rapproche beaucoup de la nature des lipomes ; elle ne cesse pas de s'accroître pour cela, mais elle n'a plus de tendance à se propager ni à se compliquer de dilatations vasculaires... Cette altération adi-- peuse n'est ordinairement pas générale, et peut même n'occuper qu'une petite partie de la tumeur ». M. Broca distingue, au reste, cette variété de tu- meurs de celles qui ont été signalées par Lebert, dans lesquelles, « au lieu de vésicules adipeuses, for- mant un tissu adipeux, on trouve dans le stroma une abondante infiltration de granulations graisseuses. » Il s'agirait, en effet, dans ce dernier cas, d'une véri- table dégénérescence graisseuse.

Les divers recueils d'observations que nous avons consultés, les encyclopédies si complètes de Schmidt et de Canstatt, les comptes-rendus des Sociétés sa- vantes ne nous ont pas paru moins pauvres en faits relatifs au sujet qui nous occupe. Un seul, publié par O. Weber, dans les Archives de Müller, sous ce titre : *Note sur une tumeur à la fois télangiectasique, graisseuse et fibroïde*, nous a semblé pouvoir être rap- proché de celui que nous avons observé ; nous le rapporterons plus loin. Nous citerons également quelques autres observations, où la nature de la lésion anatomique demeure douteuse. Ammon (1) aurait encore, d'après Virchow, décrit, dans son *Traité des maladies congénitales des enfants*, des cas de nævus vasculaire lipomateux; nous n'avons pu nous procurer cet ouvrage.

En résumé, on voit que les documents que nous avons eus à notre disposition se réduisent à peu de chose; nous croyons cependant que l'on peut aujourd'hui, sinon faire l'histoire définitive de la variété d'angiome que nous voulons étudier, du moins fournir les principaux éléments d'une description que des observations ultérieures viendront compléter.

Nous laisserons au reste, à ce travail, le caractère de simples recherches. Notre point de départ, dans l'exposé anatomique et clinique qui va suivre, sera toujours l'observation qui nous est propre; réunissant ensuite, dans une étude d'ensemble, les faits que nous aurons constatés et les indications empruntées aux auteurs que nous avons cités, nous chercherons à en déduire les caractères généraux des angiomes simples sous-cutanés circonscrits.

(1) V. Ammon. *Die angebornen chir. Krankkeiten*, p. 135, pl. xxxii fig. 9a, 9b, 18 et 19.

ANATOMIE PATHOLOGIQUE.

OBSERVATION.

Nous exposerons plus loin les caractères cliniques que présentait, avant l'opération, la tumeur
que nous avons observée ; les lésions anatomiques,
constatées soit à l'œil nu, soit à l'aide du microscope,
nous occuperont seules en ce moment (1).

La tumeur, du volume d'une grosse amande verte,
mesurant environ 5 centimètres de long sur 4 de large,
située à la partie antérieure de l'avant-bras, dans le
tissu cellulaire sous-cutané, ne se confondait en aucun point avec la peau qui la recouvrait ; elle ne se
continuait pas davantage avec les parties profondes,
et laissait complètement intacte l'aponévrose antérieure de l'avant-bras. Elle fut enlevée sans trop de difficulté au moyen de quelques coups de bistouri, sans
cependant se laisser énucléer à la manière d'un lipome : on reconnut, en effet, qu'elle n'était entourée
que d'une fine couche de tissu cellulaire lâche, se
continuant sans doute d'une façon insensible avec le
tissu cellulo-adipeux environnant, et ne constituant
nulle part une capsule d'enveloppe véritable. La tumeur n'en formait pas moins une masse bien limitée, absolument distincte sur toutes ses faces des

(1) Cette étude a été faite au laboratoire d'histologie du Collége
de France. Nous prions M. le Dr Ranvier d'accepter tous nos remerciements pour ses savantes indications, qui seules pouvaient
donner quelque valeur à nos recherches.

tissus qui l'environnaient. Elle ne parut en particulier présenter avec les veines sous-cutanées aucun rapport anatomique évident ; l'écoulement sanguin qui suivit l'opération fut à peu près nul ; aucune ligature ne fut posée.

Un fait, cependant, aurait pu faire supposer que l'on se trouvait en présence d'une production de nature vasculaire : on fut frappé, en effet, pendant l'opération, de la couleur rouge-noirâtre de la tumeur ; et, aussitôt après l'ablation, de la diminution sensible de son volume et de la moindre intensité de sa coloration.

Cette circonstance, au reste, était la seule qui parlât en faveur d'une pareille hypothèse ; par tous ses autres caractères, en effet, la tumeur différait au simple aspect des divers types connus de tumeurs érectiles. C'était une masse compacte, à surface marbrée de teintes diverses, variant du blanc gris, jaunâtre par places, au rouge plus ou moins foncé ; elle rappelait, par sa coloration, celle de certains thymus, ou, suivant l'expression de M. Trélat, celle d'un foie de veau depuis longtemps exposé à l'étal. Sa consistance était ferme, résistante, élastique ; elle ne se laissoit, à la façon d'une tumeur fibreuse, que difficilement entamer par le couteau. A la coupe, on y découvrait en grand nombre de petites taches d'un rouge noirâtre, d'où s'écoulait en suintant une quantité notable de sang ; nulle part, cependant, ni cavités sanguines appréciables, ni orifices de vaisseaux béants. En examinant de plus près la surface de la tumeur, on reconnaissait nettement qu'elle était mamelonnée ; en certains points même ou distinguait

de petits lobules gros comme une tête d'épingle,
dont quelques-uns avaient un aspect tout à fait graisseux ; d'autres, plus volumineux, de couleur rou-
geâtre, offraient la consistance du tissu fibreux.

En somme, cette tumeur présentait à l'œil nu un ensemble de caractères tenant à la fois du lipome, du
fibrome et de l'angiome, mais dont aucun n'était assez accentué pour qu'il fût possible de la ranger
dans l'une ou l'autre de ces variétés. L'examen microscopique devenait nécessaire pour en préciser la
nature.

Cet examen a été fait sur des fragments durcis au
moyen du procédé recommandé par M. Ranvier
pour l'étude des tumeurs en général : liquide de Müller (vingt-quatre heures), solution concentrée de
gomme (quarante-huit heures), alcool à 36° ou 40°
(vingt-quatre à quarante-huit heures). Les coupes
minces, faites après emploi de cette méthode, doivent séjourner dans l'eau pendant vingt-quatre à
quarante-huit heures, pour les débarrasser de la
gomme solidifiée dont elles sont imprégnées ; elles
sont ensuite colorées au picro-carminate d'ammo-
niaque, et examinées, soit dans la glycérine, soit
dans le baume du Canada. Nous avons eu de plus, à
notre disposition, des préparations faites par M. Ranvier, vingt-quatre heures après l'opération, sur une
portion de la tumeur, mise immédiatement en contact avec l'alcool absolu. Cette dernière méthode ne
devrait jamais être négligée pour l'étude des angiomes, et pour celle des tumeurs vasculaires en général ; l'alcool coagulant aussitôt le sang dans les
vaisseaux, avant qu'ils se soient vidés de leur con-

tenu, donne comme une injection naturelle de la tumeur qui en facilite beaucoup l'examen.

L'étude comparative des préparations faites après l'emploi de ce procédé, et de celles obtenues par les méthodes ordinaires, donne d'excellents résultats. Dans le cas actuel cependant, soit par l'effet d'un heureux hasard, soit plutôt à cause de la texture particulière de la tumeur, les fragments que nous avons examinés après durcissement par la gomme et l'alcool, avaient, pour la plupart, conservé le sang qui les imbibait : sur les coupes, au premier coup d'œil, à la seule inspection de leur contenu, il était facile de reconnaître les nombreux vaisseaux qui les parcouraient.

L'examen d'un grand nombre de préparations nous permit de voir que trois éléments principaux entraient pour une part inégale dans la constitution du tissu morbide : des vaisseaux à divers degrés de dilatation ; des cellules adipeuses, les unes isolées, les autres groupées de manière à former du tissu adipeux ; du tissu conjonctif encore jeune en certains points, ailleurs complètement formé.

La présence de la graisse se révélait déjà à la façon dont les coupes minces se comportaient en présence de l'eau : la plupart, comme cela se voit d'ordinaire, flottaient dans le vase où on les déposait ; au bout de quelques instants, les unes, après s'être imprégnées de liquide, tombaient au fond du récipient ; d'autres, au contraire, demeuraient dans leur position première. On apercevait de plus, à la surface de l'eau de lavage, un assez grand nombre de globules huileux, provenant, comme nous le verrons, des vésicules adipeuses situées dans les parties les plus superficielles de la coupe, et ouvertes par le tran-chant du rasoir.

Sur les coupes, à un faible grossissement, les cellules adipeuses apparaissaient (pl. i, fig. 1) tantôt en grand nombre, pressées les unes contre les autres, comme dans le tissu adipeux normal, ou séparées par de faibles intervalles (A); tantôt isolées au milieu d'un tissu fibreux et vasculaire (B): nulle part de fines granulations graisseuses libres, ou des corps granuleux, comme on en rencontre dans les tissus en dégénérescence graisseuse.

Ces cellules avaient, les unes, l'aspect et le volume des éléments du tissu adipeux normal (pl. i, fig. 2), mesurant de 30 à 75μ., de forme soit à peu près sphérique, soit irrégulièrement polyédrique; les autres, de dimensions réduites, comme perdues au milieu des faisceaux de tissu conjonctif qui les entourent de toutes parts (pl. i, fig. 3 et 4), varient entre 15 et 30 μ. de diamètre; leur forme plus ou moins irrégulière empêche d'ailleurs de les confondre avec les gouttelettes de graisse libre, toujours assez nombreuses sur les bords de la coupe. Enfin, toujours aussi, et ce fait est en rapport avec le précédent, des vésicules adipeuses coupées en travers, à moitié vides de graisse, irrégulièremeut découpées, apparaissent en divers points de la préparation.

Les vaisseaux que l'on aperçoit en grand nombre sur toutes les préparations parcourent en tous sens l'épaisseur de la tumeur; ils apparaissent, en effet, tantôt divisés perpendiculairement à leur direction, tantôt selon leur axe, sans que l'une ou l'autre forme semble jamais en rapport avec le sens suivant lequel la coupe a été pratiquée.

La plupart sont des capillaires, présentant ou une énorme ampliation de leur cavité, ou un épaississement considérable de leurs parois; en certains points, la dilatation est telle que les espaces sanguins que l'on a sous les yeux ne méritent plus le nom de capillaires; par places, enfin, les parois qui limitaient ces espaces disparaissent et il ne reste plus alors que des cavités irrégulières, communiquant entre elles, un véritable tissu caverneux. On ne voit nulle part aucun vaisseau présentant le caractère d'une veine ou d'une artère.

On peut suivre comme pas à pas tous les degrés de cette ectasie progressive (pl. ɪ, fig. 2, 3, 4; pl. ɪɪ, fig. 1 et 2). Il est remarquable, au reste, que la dilatation de la cavité des vaisseaux et l'épaississement de leurs parois sont toujours en raison inverse l'une de l'autre : les plus petits ont des parois épaisses et une lumière étroite; sur les plus gros la cavité devient énorme, tandis que la paroi diminue de plus en plus d'épaisseur.

Lorsque l'on examine, en effet, les points occupés par du tissu adipeux en apparence normal (pl. ɪ, fig. 1 A et fig. 2), on s'aperçoit bientôt qu'entre les vésicules adipeuses apparaissent de plus en plus nombreux, sous forme de taches arrondies ou ovalaires, des vaisseaux reconnaissables, à un fort grossissement, soit à leur contenu, soit à la disposition de leurs parois. Quelques-uns encore très-petits, ne mesurent les uns que 6 à 12 μ., les autres, 15 à 20 μ. ; sur tous la cavité est à peine appréciable : les

parois, au contraire, formées de couches concentriques, riches en noyaux, se voient de plus en plus
distinctes. Plus loin, sur des vaisseaux, plus volumineux encore par augmentation progressive de leurs
parois (30 à 60 μ.), la cavité devient visible, mais
ne mesure encore que 6 à 9 μ. ; lorsqu'elle est encore remplie de sang, elle semble d'un diamètre plus
considérable ; mais si l'on parvient à l'examiner à
l'état de vacuité complète, elle apparaît à un fort
grossissement comme un point clair, limité par un
contour festonné ; cet aspect est dû au gonflement de
la couche la plus interne de la paroi, dont les cellules font saillie du côté de la cavité.

En poursuivant cet examen (pl. 1, fig. 3), on reconnaît que les couches pariétales, vont encore crois-
sant en nombre sans que la cavité du vaisseau augmente en proportion ; le diamètre de celle-ci ne dépasse pas en effet 15 à 20 μ., celui du vaisseau tout
entier mesurant de 9 à 12 centièmes de millimètre. On
se rend bien compte, au reste, surtout sur des préparations colorées au carmin et traitées par l'acide
acétique, que ces couches épaisses, concentriques à
la lumière vasculaire, forment bien la paroi du vaisseau ; elles tranchent nettement, par leur coloration
plus foncée et par la direction régulière et parallèle
des noyaux qu'elles renferment, sur le tissu conjonctif ambiant. On constate en même temps de la façon
la plus nette qu'en aucun point ces vaisseaux à parois
épaisses n'ont les caractères propres aux artères ou aux
veines. Nulle part, même après l'action de l'acide acétique, on ne voit trace de lames élastiques ou mus-

culaires ; partout la même structure simple, cellules allongées, d'apparence fusiforme, à noyau très-apparent, disposées en cercle autour d'une cavité centrale, presque toujours remplie de globules sanguins, les vaisseaux les plus gros ne diffèrent des plus petits que par le plus ou moins grand nombre de couches de cellules qui constituent leurs parois.

Bientôt (pl. i, fig. 3), et par degrés, ces parois diminuent à leur tour d'épaisseur, tandis que la cavité du vaisseau prend des proportions de plus en plus considérables ; sur des points favorables on peut quelquefois suivre les diverses phases de cette transformation ; ailleurs on découvre presque sans transition des vaisseaux dont la cavité atteint 6 à 9 centièmes de millimètre ; leur paroi, par contre, est très-réduite (5 à 6 µ.), encore bien visible cependant, et formée de cellules en couches circulaires. Encore un peu, et elle disparaîtra pour ainsi dire complétement (pl. i, fig. 4, et pl. ii, fig. 1), ou ne sera plus marquée du moins que par une couche mince, qui suit les contours du vaisseau, distincte cependant du tissu fibreux ambiant, et par les noyaux nombreux et régulièrement disposés qu'elle renferme, et parfois par un léger sillon qui la sépare des parties voisines : cette dernière apparence est due à une sorte de coarctation du vaisseau tout entier, sous l'influence du liquide durcissant (alcool) ; il est en partie revenu sur lui-même, sans que les tissus environnants l'aient suivi dans ce mouvement de retrait. La cavité a acquis, au contraire, des proportions colossales, et l'on en voit dont le diamètre atteint 13, 15, 20 centièmes de millimètre. La forme régulière, ovale ou arrondie, de ces énormes vaisseaux, leur délimitation exacte, les parois évidentes qui les circonscrivent, les séparent nettement des espaces sanguins irréguliers, comme creusés dans le tissu fibreux, et communiquant entre eux, qui caractérisent les angiomes caverneux. Dans le cas actuel, au reste, on pouvait également observer cette dernière disposition (pl. II, fig. 2) : arrivées à ce degré de dilatation, souvent même avant d'avoir atteint ce terme, les cavités vasculaires affectaient une forme irrégulièrement découpée ; et dans les points où elles parvenaient au contact, elles entraient évidemment en communication les unes avec les autres, de façon à former un véritable tissu caverneux. Nous reviendrons plus loin sur certains détails que révélait l'étude des coupes faites à ce niveau.

Nous avons dit, enfin, que du tissu conjonctif se rencontrait sous diverses formes, soit à la périphérie, soit dans l'épaisseur de la tumeur. A la périphérie, c'était un tissu cellulaire lâche, n'ayant en aucun point la texture fibreuse d'une membrane d'enveloppe. Dans l'épaisseur de la tumeur, le tissu conjonctif, soit à l'état de minces fibrilles, se réduisant parfois à de simples cellules fusiformes juxtaposées, soit avec les caractères d'un tissu fibreux serré, occupait en général les intervalles que laissaient entre eux les vaisseaux dilatés ou épaissis.

L'épaisseur et la densité de ces couches intermédiaires suivaient une progression analogue à celle que nous avons décrite pour les vaisseaux (*mêmes fig.*). Dans les points riches en tissu adipeux, où les vais-

seaux commençaient à se montrer au milieu des cellules adipeuses, le tissu conjonctif apparaissait également, tantôt sous forme de fines travées, qui contri-
buaient, pour leur part, à écarter les unes des autres
les vésicules adipeuses, tantôt en minces faisceaux
qui entouraient d'une façon assez régulière les vaisseaux épaissis. Cette disposition allait s'accentuant
à mesure que l'altération vasculaire prenait de plus
grandes proportions ; autour de chaque vaisseau se
groupaient des faisceaux de tissu conjonctif de plus
en plus serrés, qui, convergeant comme vers un
centre commun, constituaient autant de petits systèmes indépendants, s'unissant insensiblement sur
leurs bords avec les systèmes voisins. Dans les régions, enfin, où apparaissaient les vastes dilatations
vasculaires que nous avons décrites, un véritable
tissu fibreux à faisceaux pressés, formait comme la
charpente résistante de la tumeur. Son abondance
variait : réduit à de minces travées, dans les
points où la tumeur prenait un aspect caverneux ; il
se montrait ailleurs accumulé en masses compactes,
paraissant même, par places, former l'élément do-
minant de la tumeur.

Après cette analyse, un peu minutieuse peut-être,
mais que nous nous sommes efforcé de faire exacte,
il nous sera facile de donner en quelques mots idée
de la texture générale de la tumeur, de l'agencement
réciproque des diverses altérations que nous avons
décrites, et de leur mode de développement.

Lorsque l'on examinait, à ce point de vue, en les
comparant entre elles, une série de coupes, on était
tout d'abord frappé des images diverses qui, parfois

sur une même préparation (pl. ɪ, fig. 1), apparaissaient au regard : ici l'abondance du tissu graisseux
faisait songer à une tumeur adipeuse, devenue le
siége d'une abondante vascularisation ; là c'était un
tissu fibreux compact, qui semblait creusé de nombreuses cavités vasculaires ; ailleurs, le tissu fibreux,
les vaisseaux dilatés et les cellules adipeuses semblaient prendre part à la fois à la constitution du
tissu morbide ; ces dernières cependant en nombre
de moins en moins considérable, et de plus en plus
isolées les unes des autres.

Ces diverses formes d'une même lésion, bien que
souvent très-rapprochées, ne se confondaient jamais
complètement; presque toujours on pouvait distinguer entre elles une ligne de démarcation plus ou
moins nette ; dans les préparations où elles se trouvaient réunies, chacune paraissait indépendante de
l'autre. Ce caractère était surtout évident dans les
points où le tissu adipeux était encore reconnais-
sable ; il se présentait sous forme d'un véritable lobule, de forme nettement arrondie, entouré à sa périphérie par des faisceaux de tissu conjonctif transparent (pl. ɪ, fig. 1). Cette disposition lobulée frap-
pait moins l'attention, au premier abord, dans les
parties complètement envahies par la formation
fibreuse et vasculaire ; cependant la forme plus ou
moins arrondie de ces masses fibro-vasculaires, l'a-
gencement des vaisseaux à leur intérieur, qui paraissaient quelquefois comme rayonner d'un centre commun, la direction générale des faisceaux de tissu
conjonctif qui les constituaient, permettaient le plus
souvent de reconnaître, dans une masse qui parais-

sait unique, les amas distincts qui avaient concouru à sa formation. Par places, d'ailleurs, le lobule fibreux n'était pas moins net que le lobule adipeux.

De cet examen d'ensemble résultait également la conviction, fortifiée d'ailleurs par l'étude détaillée que nous avons faite plus haut des divers éléments de la tumeur, que le point de départ du mal était dans le tissu adipeux; là se trouvaient à la fois, au milieu de vésicules adipeuses simplement écartées les unes des autres, des capillaires à parois de plus en plus épaisses, et du tissu conjonctif encore jeune; ailleurs, et par gradation insensible, des vaisseaux augmentant insensiblement de volume, un tissu conjonctif intermédiaire de plus en plus serré, des vésicules adipeuses de plus en plus clair-semées et finissant par disparaître tout à fait.

L'altération ne paraissait pas au reste s'être faite du même coup et avec la même rapidité sur tous les points de la tumeur; il semblait qu'elle avait gagné peu à peu les uns après les autres chacun des lobules qui concourent à la formation du tissu adipeux normal; les atteignant d'une façon inégale, de sorte que les uns paraissaient à peu près intacts, tandis que d'autres, souvent très-voisins, étaient déjà en transformation avancée. On s'expliquait ainsi et la diversité d'aspect que nous avons signalée plus haut, et la disposition lobulée de la tumeur constatée sur le vivant, non moins évidente à l'examen microscopique.

De la description qui précède, confirmée ou complétée à l'aide des indications puisées aux diverses sources que nous avons mentionnées, il résulte que les angiomes simples sous-cutanés offrent des caractères anatomiques assez tranchés, que nous résumerons brièvement. Nous joindrons à cet exposé quelques considérations sur le développement de ces tumeurs, et sur les modifications qu'elles peuvent subir.

CARACTÈRES PHYSIQUES.

L'angiome simple sous-cutané se présente à l'œil nu sous forme d'une tumeur circonscrite, nettement séparée des tissus qui l'environnent, n'adhérant en particulier ni à la peau, ni aux aponévroses sous-jacentes. Elle est tout entière plongée dans le tissu cellulo-adipeux sous-cutané, et semble comme s'y creuser une cavité où elle se loge (Schuh.)

Elle ne possède point de capsule d'enveloppe véritable : on peut cependant détacher de sa surface une couche mince de tissu cellulaire, suffisante pour permettre et faciliter une ablation intégrale.

La même disposition a été constatée par Schuh sur une tumeur, tout à fait analogue à celle que nous avons observée, développée dans le tissu graisseux de l'orbite. Virchow cependant a donné (1), comme l'un des caractères spéciaux de l'angiome simple en général, et pouvant servir à le distinguer des tumeurs caverneuses circonscrites, de ne possé-

____

(1) Virchow. *Tumeurs*, édit. allem , t III, p. 331.

der jamais de membrane enveloppante. Il reconnaît d'ailleurs que le nævus sous-cutané forme ordinairement une production assez nettement limitée.

A la vue et au toucher, la tumeur paraît lobulée, ou mieux peut-être mamelonnée, à cause de la faible saillie des lobules. Cet aspect est caractéristique ; il se rencontre cependant encore, et pour la même raison, dans les angiomes simples qui occupent à la fois la peau et le pannicule adipeux ; il se retrouve également dans les tumeurs de même nature qui siégent dans la cavité orbitaire. Ce sont ces tumeurs, différentes seulement par leur siége, que Schuh a réunies sous le nom de *fongus hématode lobulé*.

Nous avons suffisamment insisté plus haut sur les raisons anatomiques de cette disposition, qui paraît être en rapport avec le développement de la tumeur dans le tissu adipeux. Ces lobules sont très-serrés les uns contre les autres, et pourraient échapper à un examen superficiel ; par la dissection, cependant, ils deviennent plus apparents, et l'on peut constater qu'ils sont séparés par des cloisons de tissu conjonctif ; celles-ci sont d'autant plus épaisses que les lobules qu'elles accompagnent partagent moins les caractères du tissu adipeux normal. On peut même parfois distinguer dans un lobe, en apparence unique, de plus petits lobules qui, d'après Virchow, sont en rapports évidents avec les vésicules adipeuses, et paraissent en avoir pris la place. Nous avons du moins constaté que l'on pouvait trouver à la surface de la tumeur de petits lobules à peine gros comme une tête d'épingle, et qui semblaient exclusivement formés de tissu adipeux. Les lobes plus volumineux avaient au contraire l'aspect et la consistance du tissu fibreux.

La coloration de la tumeur serait, d'après Schuh, d'un rose pâle, et elle conserverait cet aspect même après un séjour assez prolongé dans l'eau. Nous n'avons pu vérifier ce fait. Il est plus probable que Schuh n'a eu entre les mains que des tumeurs déjà vides de sang, et, par conséquent, ne pouvant plus rien perdre de leur coloration : nous avons vu que cette circonstance avait conduit cet auteur à des erreurs dans l'interprétation anatomique des lésions qu'il observait.

Pour nous, la tumeur, bleuâtre pendant l'opération, conserve quelque temps encore l'aspect marbré que nous avons décrit plus haut; aspect qui s'explique par le mélange, en proportions variées, des éléments adipeux, fibreux et vasculaires dont elle est composée.

Sa consistance est généralement ferme, elle ne se présente jamais, du moins, sous forme d'une masse molle et spongieuse. Toujours, en effet, les vaisseaux en voie de dilatation sont compris dans une sorte de gangue, adipeuse dans les points les plus jeunes, fibreuse dans les parties où la lésion est plus avancée. L'élément fibreux peut être en des proportions telles que la tumeur présente une certaine résistance à la section.

Sur une coupe, la disposition lobulée est moins nette ; celle-ci varie d'ailleurs suivant les points que l'on considère, elle tend à disparaître à mesure que la vascularisation du tissu adipeux et la transformation fibreuse augmentent. Les lobules du tissu fibreux, tout en conservant une forme arrondie, sont plus volumineux que ceux où la graisse domine, et peuvent être considérés comme résultant de la fusion en une masse unique de plusieurs lobules adipeux. Leur limite de séparation est aussi moins distincte, formée qu'elle est par d'épais faisceaux de tissu fibreux, fortement unis aux lobules qu'ils séparent. La surface de section laisse suinter un sang liquide, noirâtre, qui s'écoule en quantité modérée de tous les points de la tumeur. On ne distingue ni orifices vasculaires béants, ni poches, ni cavités pleines de sang. La vascularisation, si faible en apparence de ces tumeurs, était un des caractères sur lesquels s'appuyait Schuh pour en faire, comme nous l'avons vu, une variété spéciale de tumeur sanguine, distincte et des télangiectasies et des tumeurs caverneuses.

On ne sait rien des rapports qu'affectent ces tumeurs avec la circulation générale, avec les artères et les veines voisines. Il faudrait, pour se prononcer sur ce point, avoir occasion d'examiner ces productions sur le cadavre : cette recherche ne paraît pas avoir encore été faite. On verra plus loin que chez notre malade les veines sous-cutanées semblaient plus volumineuses que de coutume ; mais, d'autre part, elles ne parurent pendant l'opération aucunement intéressées.

Nous ne dirons rien non plus du siége habituel de ces tumeurs ; les observations sont trop rares pour que l'on puisse formuler sur ce point une opinion de valeur.

CARACTÈRES HISTOLOGIQUES.

Nous avons décrit avec assez de soin les caractères histologiques de la tumeur que nous avons étudiée, pour qu'il soit inutile de les reproduire en détail. Nous ne trouvons au reste, à ce sujet, dans les auteurs, que des renseignements tout à fait insuffisants. La description de Schuh, en particulier, assez confuse d'ailleurs, est le plus souvent manifestement entachée d'erreur, et doit être tout à fait négligée. Virchow a mieux compris le caractère général de la lésion; il a bien montré que les capillaires étaient surtout affectés, qu'ils présentaient, avant de se dilater, une hypertrophie considérable de leurs parois, que l'altération prenait probablement naissance dans le tissu cellulo-graisseux : mais il n'a pas suffisamment distingué dans sa description les lésions propres à l'angiome sous-cutané proprement dit, de celles qui se rencontrent dans le nævus à la fois cutané et sous-cutané. Il semble qu'il ait surtout en vue cette dernière forme d'angiome, assez voisine d'ailleurs de la précédente, et qui peut, comme celle-ci, présenter dans sa partie la plus profonde, celle qui siége dans le pannicule adipeux, un aspect lobulé.

Les tumeurs qu'il décrit offraient à l'œil nu, et surtout au microscope, une disposition telle, qu'il fallait un examen attentif pour ne pas les confondre avec une tumeur des glandes sudoripares; les vaisseaux coupés en travers, serrés les uns contre les autres, vides de sang, avec leurs parois chargées de noyaux, dont les plus internes paraissaient contenus dans la cavité vasculaire, rappelaient à s'y méprendre les figures fournies par les coupes de glandes sudoripares. Nous avons vu que, dans la tumeur que nous avons observée, une pareille confusion n'était pas possible ; aussi croyons nous que la description de Virchow ne s'applique pas à des faits exactement semblables au nôtre. Les tumeurs qu'il a étudiées tenaient plus du nævus cutané que de l'angiome souscutané ; il mentionne, en effet, une hypertrophie des glandes sébacées et des follicules pileux parallèle à celle des capillaires eux-mêmes, ce qui ne peut s'appliquer qu'à des tumeurs au moins très-voisines de la peau ; enfin, les détails anatomiques dans lesquels il entre à ce sujet ne sont, pour la plus grande part, que la reproduction du paragraphe qu'il a consacré aux nævi cutanés, dans son premier mémoire sur les angiomes (1).

Virchow paraît cependant avoir eu connaissance de la variété d'angiome simple primitivement souscutané, à laquelle nous bornons notre étude, puisque d'une part il la distingue nettement de la forme cutanée, et que de l'autre il mentionne l'envahissement de la peau par ces tumeurs : mais, peut-être n'a-t-il jamais eu occasion d'en faire par lui-même l'examen histologique ; les descriptions incomplètes de Schuh lui ont suffi pour en affirmer l'existence.

Nous avons vu que, pour nous, l'augmentation de

(1) Virchow. *Ueber cavernöse (erectile) Geschwülste und Teleangiectasien* in *Virchow's Archiv*, 1854. t. VI, p. 550.

volume des capillaires du tissu cellulo-adipeux constitue la lésion caractéristique de l'angiome simple sous-cutané. Cette augmentation, au début, lorsque les vaisseaux forment encore autour des vésicules adipeuses un réseau qui rappelle, en l'exagérant, la disposition normale, dépend surtout d'un épaississement considérable de leurs parois; plus tard, elle résulte d'une dilatation énorme de leur cavité: les vastes espaces sanguins ainsi formés sont contenus dans un stroma fibreux, où l'on n'aperçoit plus que de loin en loin des vésicules adipeuses, derniers restes du tissu où la tumeur a pris naissance. Entre ces deux extrêmes, on peut ordinairement, grâce à la répartition inégale des lésions, qui occupent comme autant de régions distinctes dans l'épaisseur de la tumeur, observer les degrés intermédiaires, et suivre l'une après l'autre les diverses phases du processus pathologique. Schuh avait déjà fait une remarque analogue. Cette circonstance anatomique, qui s'accuse à l'examen clinique par l'apparence lobulée de ces productions, résulte du fait même de leur développement dans le tissu adipeux, et de l'envahissement successif et inégalement rapide des divers lobules dont il se compose.

Nous renvoyons, pour plus de détails, à l'observation rapportée au commencement de ce chapitre.

Le diagnostic anatomique de ces tumeurs ainsi comprises reposera donc essentiellement sur l'existence dans leur épaisseur, au milieu du tissu adipeux normal ou en voie de transformation fibreuse, de vaisseaux nombreux, hypertrophiés ou dilatés (*an-*

qiome), ayant tous la structure simple des capillaires (*angiome simple*).

La présence d'un tissu adipeux véritable, faisant partie intégrante de la tumeur, et non de vésicules adipeuses fragmentées, de granulations graisseuses d'aspect et de volume divers, éparses entre les vaisseaux dilatés, empêchera de confondre ces angiomes, développés dans le tissu adipeux, avec les tumeurs érectiles en dégénérescence graisseuse.

Enfin, la prédominance de l'élément vasculaire sur l'élément adipeux suffira le plus souvent pour les séparer des lipomes télangiectasiques ou érectiles.

Dans certains cas, cependant, si la tumeur est ancienne, ou si l'examen anatomique n'a pu être fait d'une façon complète, on peut rester dans le doute. Nous citerons à ce propos les deux faits suivants, rapportés dans les Bulletins de la Société anatomique, l'un sous le nom de lipome transformé en tissu érectile, l'autre sous celui de tumeur érectile dégénérée : ils présentent tous deux avec les tumeurs que nous étudions, certaines analogies.

M. Gosselin montre un lipome situé à la partie inférieure gauche de la paroi abdominale dont M. Blandin a fait l'ablation. On a trouvé dans l'intérieur de cette tumeur une foule de petits points rouges formés par du sang, mais ce ne sont pas de petits épanchements. Le sang suinte par une multitude de petits orifices.

Il y a là un véritable *tissu érectile*. Par la macération, il reste une trame fibreuse dense qui paraît être la base de ce tissu. (*Bulletins de la Société anatomique*, 1842 ; t. XVII, p. 208.)

M. Verneuil présente une petite tumeur congénitale souscutanée enlevée chez un enfant de 6 à 7 ans. Elle était placée dans le creux axillaire sous une portion de peau un peu rouge. Cette tumeur est formée par une *masse graisseuse* dans l'intérieur de laquelle on remarque une foule de petits kystes ren-

fermant de la sérosité citrine. Il n'y a point de structure propre
du liquide ou des parois des petites poches. Dans cette même
tumeur, on voit trois ou quatre petites cavités, remplies par
des caillots sanguins, formés de petits globules rouges et blancs
altérés. On croirait, dans quelques-unes de ces cavités, à voir
les petites colonnes qui s'y rencontrent, que l'on a sous les
yeux une oreillette. On ne trouve pas d'épithélium tapissant
ces cavités ; mais plus profondément existent bien manifestement des faisceaux de fibres musculaires de la vie organique...
M. Verneuil se demande s'il ne s'agirait pas de kystes développés dans une tumeur érectile.

M. Broca émet une opinion semblable.

M. Cruveilhier, de même, pense que la tumeur est formée
par du tissu érectile dégénéré. (*Bull. de la Société anatomique*,
1854; t. XXIX, p. 301.)

Nous rapporterons plus loin un troisième fait, re-
gardé par Lucke comme un exemple de « combi-
naison d'un angiome avec un lipome, » mais qui
présente au point de vue clinique de telles ressemblances avec celui que nous avons observé, que nous
avons préféré les rapprocher l'un de l'autre.

DÉVELOPPEMENT.

Des considérations qui précèdent et de l'étude histologique que nous avons faite de la tumeur soumise
à notre examen, il résulte que l'angiome simple sous-
cutané débute par la dilatation avec hypertrophie
pariétale des vaisseaux qui forment le réseau capillaire du tissu adipeux. Entre les vaisseaux dilatés
apparaît, en couches d'abord peu épaisses, un tissu
conjonctif jeune, riche en cellules. Sous cette double
influence, les vésicules adipeuses, d'abord seulement
écartées les unes des autres, sont peu à peu enser-
rées de tous côtés et disparaissent devant les pro-

grès incessants de la lésion vasculaire et de la transformation fibreuse qui l'accompagne. La tumeur ar-
rivée à l'état de développement complet n'est
plus constituée que par de grandes cavités sanguines séparées par des travées fibreuses ordinairement épaisses. Celles-ci peuvent à leur tour
s'amincir et disparaître en partie, laissant les espaces
vasculaires voisins communiquer librement entre
eux ; l'angiome simple devient alors caverneux : nous
étudierons plus loin le mode sùivant lequel se fait
cette transformation.

Nous ferons remarquer en passant combien ce fait
vient à l'encontre de la théorie de Rokitansky, sur
le mode de développement des tumeurs caverneuses (1). Nous avons vu en effet, les vaisseaux
capillaires, se dilatant peu à peu, passer à l'état de
vastes cavités sanguines, celles-ci se transformant
elles-mêmes en espaces caverneux : on ne peut donc,
pour ce cas du moins, admettre que le tissu caverneux soit de formation primitive et ne se mette
que plus tard en communication avec la circulation
générale.

Nous avons laissé de côté jusqu'ici, parce que
l'examen de la pièce que nous avons eue entre les
mains ne nous a fourni à ce sujet que des renseignements insuffisants, une question intéressante, se
rattachant essentiellement à l'histoire du développe-

(1) ROKITANSKY. *Ueber die Entwickelung der Krebsgerüste mit Hin-
blick auf das Wesen und die Entwickelung anderer Maschenwerke*, in
*Sitzungsberichte der math. naturwiss. Classe der k. Academ. der Wis-
sensch* ; Mars 1852, t. VIII, p. 14 (Voy. aussi plus haut p. 16).

ment des angiomes : les vaisseaux qui composent ces
tumeurs ne sont-ils autres que des capillaires normaux dilatés et épaissis, ou s'y joint-il des vaisseaux
de formation nouvelle? En d'autres termes, les angiomes, pour mériter ce nom, doivent-ils nécessairement contenir des vaisseaux de formation nouvelle (1) ; ou la présence d'éléments de nouvelle formation dans les parois des vaisseaux (2) n'est-elle
pas quelquefois suffisante pour les caractériser?

La néoformation vasculaire a été constatée par
Virchow (3) dans les angiomes caverneux du foie en
voie de développement ; à la périphérie de la tumeur
se formait un tissu embryonnaire dans lequel apparaissaient des capillaires. Billroth (4) l'a observée
dans les angiomes cutanés. O. Weber (5), dans des
circonstances analogues, a décrit le mode suivant
lequel les vaisseaux nouveaux naissaient aux dépens
des anciens. Sur la paroi de ceux-ci se forment des
bourgeons pleins, riches en noyaux, qui se creusent
plus tard d'une cavité. Nous avons pu nous-même,
sur quelques-unes de nos préparations, dans les points
où le tissu adipeux était envahi par une abondante
vascularisation, observer des figures rappelant de
loin le mode de développement décrit par Weber :
une branche latérale terminée en cul-de-sac paraissait se détacher d'un capillaire voisin. Mais il faut

(1) Cornil et Ranvier. L. c., p. 243.
(2) Virchow. *Tumeurs*, édit. allem., t. III, p. 308.
(3) Virchow. *Virchow's Archiv*, 1854, t. VI, p. 536.
(4) Billroth *Untersuchungen über die Entwickelung der Blutge-
fässe*; Berlin, 1856, p. 70 et suiv.
(5) O. Weber. *Ueber die Betheiligung der Gefässe, besonders der Ca-
pillaren, an den Neubildungen*, in *Virchow's Archiv*, 1864, t XXIX,
p. 84 (90), pl I, fig. 6 à 10.

se défier dans ces circonstances d'interprétations trop hâtives. D'après Virchow, Weber a probablement pris des dilatations sacciformes de la paroi vasculaire pour des prolongements solides. Nous ferons remarquer, d'autre part, que les hasards de la coupe peuvent produire des illusions, contre lesquelles il faut être en garde : deux vaisseaux coupés, l'un transversalement, l'autre parallèlement à leur direction, réunis par une branche transversale ouverte selon son axe, peuvent donner une image analogue à celles que nous avons vues.

Pour nous, par conséquent, il n'est pas démontré que dans la tumeur que nous avons étudiée, il y eût réellement formation nouvelle de vaisseaux.

Nous ne songeons pourtant pas à contester un fait dont la réalité a été constatée par des observateurs plus autorisés. Peut-être cependant, dans les tumeurs que nous étudions la richesse extraordinaire du réseau capillaire du tissu adipeux laisse-t-elle à la néoformation vasculaire une place moindre que dans d'autres variétés d'angiomes. On sait, en effet, que chaque vésicule adipeuse est, à l'état normal, comprise dans une maille vasculaire (1). Cette disposition que, dans les conditions ordinaires, une injection artificielle peut seule faire reconnaître, était, sur quelques-unes de nos préparations, dans les points où l'on pouvait observer les premières phases de la lésion, nettement appréciable :

(1) FREY. *Traité d'Histologie*, trad. franç., p. 232. — Nous avons pu apprécier nous-même la richesse vasculaire du tissu adipeux sur de belles préparations injectées, mises à notre disposition par notre excellent ami et collègue M. Malassez.

nous avons vu en effet que presque entre chaque cellule adipeuse surgissait un vaisseau que l'épaississement de ses parois rendait apparent (pl. i, fig. 2). L'addition d'éléments nouveaux dans la paroi de vaisseaux préexistants paraissait donc, dans ce cas particulier, servir plus que la formation de vaisseaux nouveaux à caractériser la lésion.

Une question plus obscure encore nous reste sinon à résoudre, du moins à poser. Elle touche également à la physiologie pathologique de toutes les variétés d'angiomes, et à celle des ectasies vasculaires en général. Quelle est la cause de cette dilatation, sous quelle influence se produit-elle? Rindfleisch (1) adopte à ce sujet une théorie toute mécanique, d'après laquelle la tumeur caverneuse est le résultat d'une dégénérescence fibroïde du système capillaire sanguin ; la formation d'un tissu fibreux dense entre les vaisseaux entraîne forcément leur dilatation. Pour Virchow (2), il semble que la tension sanguine joue le rôle prédominant dans ce processus. Il n'est pas admissible, en effet, que les phénomènes de la circulation capillaire, qui se passent à l'état normal dans des canaux dont la propriété capitale est une grande élasticité, ne soient pas profondément modifiés, lorsque ces vaisseaux ont acquis, par l'épaississement de leurs parois, une rigidité contre nature. Il existe en physiologie pathologique d'autres faits du même genre ; l'ectasie vasculaire est souvent liée

(1, Rindfleisch, *Histologie pathologique*, trad. franç. Pari 1873, p. 148.

(2) Virchow. *Ueber die Erweiterung kleiner Gefässe*, in *Virchow's Archiv*, 1831, t. III, p. 442.

à la perte d'élasticité des vaisseaux, résultant d'une
altération de leurs parois (1). Nous avons vu que dans
la tumeur observée par nous, la plupart des vaisseaux nous ont paru à l'examen microscopique encore remplis de sang : ce fait seul semblait indiquer
qu'ils ne jouissaient plus de la propriété de revenir
librement sur eux-mêmes ; la dilatation n'avait, d'autre part, pas atteint un degré tel que le sang pût
s'échapper librement, comme c'est le cas ordinaire
dans les tumeurs franchement caverneuses.

MODIFICATIONS ULTÉRIEURES.

Ncus discuterons plus loin, quand nous étudierons
la marche des angiomes simples sous-cutanés, le
mode d'extension de ces tumeurs, leur accroisse-
ment progressif, soit en surface, soit en profondeur.
Nous ne voulons signaler ici que les modifications
qu'elles peuvent subir dans leur structure, alors
qu'elles sont encore sous-cutanées.

Ces modifications, si on en juge par l'histoire des
angiomes en général, pourraient être nombreuses ;
mais ce n'est pas le lieu d'y insister ici, nous n'aurions à faire à ce sujet que des hypothèses dont nous
ne pourrions contrôler la vérité.

Deux faits cependant ont attiré notre attention
dans l'étude de nos préparations, et nous n'avons
pas voulu les passer sous silence : l'un se rapporte
au passage de l'angiome simple à l'état caverneux ;

----

(1) CORNIL et RANVIER. Ouv. cité, 2e partie, p. 547,577 (ané-
vrysmes, varices.)

l'autre à la formation du tissu fibreux dans l'épaisseur de la tumeur et au rôle qu'il joue dans l'évolu-
tion des angiomes.

Nous aurons, à ce double point de vue, à rapprocher les uns des autres trois types différents d'angiomes, dont nous avons eu récemment occasion de
faire l'étude. L'un est l'angiome simple sous-cutané,
dont nous avons donné plus haut la description, à
l'exception de quelques détails que nous avons ré-
servés. Les deux autres étaient des angiomes caverneux sous-cutanés, différant entre eux par certains
caractères, qu'il nous faut rapidement indiquer.

L'un de ces faits, également recueilli dans le service de M. le professeur Trélat, au mois de janvier
de cette année (1873), et mis obligeamment à notre
disposition par notre collègue et ami M. Cheva-
let, répondait entièrement à la description classique
de l'angiome caverneux arrivé à l'état de complet développement. La tumeur, aussitôt après l'opération, s'était complètement débarrassée du sang
qu'elle contenait, et était réduite au moins à la moitié de son volume primitif. C'était une masse spongieuse, irrégulièrement cloisonnée, véritable tissu
réticulé, dont les fibres entre-croisées limitaient des
ouvertures visibles à l'œil nu. Lorsque avec une pince
on saisissait une de ces cloisons, on attirait en
même temps à soi tout le système des cloisons voisines, de même que lorsqu'on soulève une des mailles
d'un filet en désordre on entraîne du même coup
l'ensemble des mailles environnantes. Par suite de
cet extrême enchevêtrement des cloisons, la disso-
ciation de ce tissu, procédé qui, pour l'étude histolo-

gique, donnait de meilleurs résultats que les coupes, ne se pratiquait pas sans peine. Il était cependant facile de reconnaître que la disposition, que l'on avait constatée à l'œil nu, se retrouvait à l'examen microscopique. La tumeur ne présentait nulle part trace de vaisseaux sanguins, à cavité limitée; elle était uniquement constituée par des faisceaux d'apparence fibreuse entre-croisés en sens divers, limitant des espaces ovales ou arrondis, en communication les uns avec les autres; formant, en un mot, un système alvéolaire tout à fait comparable à celui du carcinome. Ces faisceaux étaient d'une épaisseur variable (6 à 29 cent. de millim.), mais sensiblement égale pour chacun d'eux dans toute l'étendue de son parcours; ils aboutissaient par places à un nodule relativement volumineux, d'où ils semblaient rayonner en tous sens. A un plus fort grossissement, il fut possible d'apercevoir à leur surface des cellules plates analogues à celles qui tapissent la face interne des vaisseaux sanguins, et de reconnaître qu'ils étaient constitués par un tissu conjonctif serré, contenant des éléments musculaires lisses en nombre relativement considérable.

Nous regrettons que le défaut d'espace ne nous ait pas permis de faire reproduire sur une de nos planches la disposition que nous venons de décrire. On pourra, si l'on veut en avoir une assez juste idée, se reporter à la fig. 87 du *Manuel d'Histologie pathologique* de MM. Cornil et Ranvier, montrant le stroma d'un carcinome dont on a chassé les cellules à l'aide du pinceau; ou mieux encore à la fig. 64, c. du *Trait de Pathologie chirurgicale* de Pitha et Billroth

(2ᵉ volume , 1ʳᵉ partie, p. 258), qui représente la coupe d'un angiome caverneux, en apparence tout à fait semblable à celui que nous avons observé.

Le second des faits, dont nous avons parlé plus haut, appartient à M. le Dʳ Duplay; nous en avons déjà fait mention dans les premières pages de ce travail (p. 6), et nous y reviendrons encore une fois à propos du diagnostic des angiomes simples sous-cutanés (p. 68). L'aspect de la tumeur à l'œil nu et au microscope était tout autre que dans le cas précédent. A l'œil nu, elle se présentait sous forme d'une masse ferme et compacte, au centre de laquelle seulement on distinguait des orifices vasculaires nombreux, rapprochés les uns des autres, reconnaissables au sang qui s'en échappait; à la périphérie on apercevait, sur une zone large de quelques millimètres, un tissu fibreux serré, formant comme une coque autour de la partie centrale, dont elle n'était cependant séparée par aucune limite tranchée. En ce point le microscope seul permettait de découvrir des cavités sanguines; elles semblaient d'ailleurs comme revenues sur elles-mêmes, et en partie obstruées par l'énorme développement du tissu fibreux. Les coupes minces pratiquées au centre de la tumeur montraient que dans ce cas aussi il s'agissait d'un angiome caverneux (pl. ii, fig. 3): elle était en effet constituée par une multitude d'espaces irréguliers, dont quelques-uns contenaient encore des globules sanguins, limités par un système de travées découpées en tous sens. Mais celles-ci se présentaient sous deux formes bien distinctes: les unes (d), épaisses, apparaissaient dans la préparation, tantôt coupées en travers, tantôt coupées en long ; figurant, dans le premier cas, comme des îlots à contours arrondis ; se montrant, dans le second, sous forme de masses oblongues, isolées ou proéminant dans les cavités lacunaires : les autres (*e*), d'une finesse extrême, s'étendant, soit comme un chevelu irrégulier, soit comme de minces filaments plusieurs fois bifurqués, soit enfin comme un ruban plat et transparent, entre les faisceaux plus épais ; les reliant entre eux, et traversant par conséquent en tous sens les espaces sanguins qu'ils limitaient. Les unes et les autres étaient recouvertes de cellules épithéliales, régulièrement disposées sur les grosses travées, éparses de distance en distance sur les plus fines.

Les coupes donnant des figures analogues à celle que nous venons de décrire étaient très-minces et faites sur des fragments durcis par la gomme et l'alcool, après séjour assez prolongé dans le liquide de Müller. Sur d'autres portions de la même tumeur, qui n'avaient subi que l'action de ce dernier réactif, nous avons pratiqué des coupes plus épaisses, qui nous ont mieux montré les rapports réciproques et la signification anatomique de ces deux systèmes de travées.

Sur ces préparations (pl. ii, fig. 4), on apercevait plus nettement la texture alvéolaire ou caverneuse de la tumeur. On y distinguait encore deux variétés différentes de trabécules : les plus volumineuses (*d*), formées d'un tissu fibreux dense, circonscrivant des alvéoles ovales ou allongés ; entre elles, des faisceaux plus minces (*e*), transparents, s'entre-croisant, et for-

mant plusieurs plans superposés; la plupart de ces
derniers ressemblaient à de larges rubans aplatis,
percés par places d'ouvertures nettement arrondies;
quelques-uns seulement formaient, comme dans la
figure précédente, de fines brides filamenteuses.
Toutes ces trabécules, fines et épaisses, paraissaient se relier insensiblement entre elles; toutes
aussi étaient tapissées de cellules épithéliales. Celles-
ci apparaissaient même sur le contour des petites
ouvertures découpées dans les travées les plus
minces.

Un coup d'œil jeté sur les deux dernières figures
de notre seconde planche (pl. ii, fig. 3 et 4), en
dira plus et mieux qu'une plus longue description.

Si l'on se reporte maintenant à la seconde figure
de la même planche (pl. ii, fig. 2), qui représente
un point de l'angiome simple sous-cutané précédemment décrit, où les vaisseaux dilatés, entrant en communication, commencent à se montrer sous forme
de simples espaces sanguins, limités par des travées
fibreuses, on comprendra la raison qui nous a fait
rapprocher ces diverses tumeurs les unes des autres. Sur cette préparation, en effet, où l'angiome
simple est en voie de transformation caverneuse, on
aperçoit en certains points une disposition qui rappelle celle de la figure suivante (pl. ii, fig. 3). Les
travées épaisses (*d*), formées évidemment aux dépens
du tissu fibreux qui séparait les vaisseaux, sont par
places reliées par de minces brides filamenteuses (*e*).
Ici, encore, les unes et les autres sont recouvertes
de cellules épithéliales, régulièrement disposées; et

Monod.   4

ce fait seul prouve que cette apparence déchiquetée n'est pas le résultat d'un accident de préparation. Ces diverses dispositions ne peuvent être vues que sur des coupes, où les cavités de la tumeur sont au moins en partie débarrassées du sang qu'elles contenaient.

Les différents faits que nous venons de constater nous paraissent propres à jeter quelque lumière sur le mode de passage de l'angiome simple à l'état caverneux.

On en peut conclure tout d'abord que le tissu caverneux ne résulte pas, comme on l'a cru longtemps, de la rupture des vaisseaux dilatés, dont le contenu se répandant dans l'épaisseur des tissus ambiants s'y creuserait des voies artificielles.

Les détails qui précèdent paraissent, en effet, démontrer que les espaces caverneux se forment par usure progressive du tissu fibreux interposé entre les vaisseaux ; ceux-ci, de plus en plus dilatés, viennent au contact, et la mince barrière qui les sépare finit par disparaître ; mais il semble qu'elle ne tombe pas tout d'une pièce, et les petites travées transparentes que l'on aperçoit encore dans un espace sanguin, résultant de la réunion d'un ou de plusieurs vaisseaux, ne seraient autres que les restes de ce tissu intermédiaire presque entièrement atrophié.

Nous avons vu, en effet, ces brides filamenteuses apparaître dans une tumeur en voie de transformation caverneuse (pl. ii, fig. 2), et persister en grand nombre dans un angiome caverneux complètement développé (pl. ii, fig. 3); sur ce dernier d'ailleurs, et par un autre procédé de préparation, nous avons pu reconnaître que ces fines travées faisaient bien partie du système alvéolaire de la tumeur (pl. ii, fig. 4). Enfin, peut-être doit-on conclure de notre troisième fait, de celui où cette disposition particulière faisait défaut, que ces tractus délicats peuvent à leur tour disparaître, le tissu caverneux n'étant plus alors constitué que par les travées épaisses circonscrivant des espaces sanguins plus développés.

La théorie d'après laquelle le système caverneux des angiomes résulterait de la dilatation progressive des vaisseaux et de la disparition, par une sorte d'usure, du tissu intermédiaire, n'est, au reste, pas nouvelle. Virchow et d'autres observateurs (1) en ont vérifié la réalité sur les tumeurs caverneuses du foie, où ce processus serait facile à observer. Il nous a paru intéressant de montrer que le même fait se reproduisait sur des angiomes non viscéraux et de suivre les diverses phases du phénomène.

Entre les deux variétés de travées que nous avons décrites, il y a plus d'ailleurs qu'une simple différence d'épaisseur. Les unes, les plus minces, semblent réduites à de simples bandelettes de tissu conjonctif sans structure apparente ; la présence, à leur surface, de cellules épithéliales analogues à celles qui tapissent les travées épaisses, permet seule de leur

(1) Virchow. *Virchow's Archiv*, t. VI, p. 535, et *Tumeurs*, édit. allem., t. III, p. 394 et suiv.—V. aussi : Sangalli. *Storia anat. dei tumori*, t. II, p. 257, pl. 4, fig. 4. Frerichs. *Klinik der Leberkrankheit.*, 1861 , t. II, p. 213, pl. 6, fig. 2. R. Maier. *Virchow's Archiv*, t. VIII. p. 163 (cités par Virchow).

reconnaître une existence anatomique distincte. Les autres, au contraire, sont constituées par un tissu fibreux, riche, surtout sur leurs bords, en éléments cellulaires. Les premières, en effet, sont, dans l'hypothèse que nous avons admise, destinées à disparaître devant les progrès de la dilatation des voies sanguines; les secondes, au contraire, qui parfois s'amincissent de manière à former un tissu caverneux de plus en plus délié, peuvent, en s'épaississant. devenir le point de départ d'une sorte de guérison spontanée des tumeurs caverneuses.

Le tissu fibreux est toujours, en effet, un élément important à considérer dans l'étude de la constitution des angiomes. La formation d'un tissu conjonctif de plus en plus épais accompagne toute télangiectasie et marche de pair avec la dilatation vasculaire, qu'elle suit dans ses progrès. Ce fait était évident sur la tumeur à propos de laquelle nous avons entrepris ce travail.

Ce tissu peut être, dans l'angiome simple, en proportion telle, qu'il communique à la tumeur une consistance véritablement fibreuse ; à ce point de vue encore notre observation était, comme nous l'avons vu, pleinement démonstrative. Plus tard, les parois des vaisseaux dilatés se confondent avec le tissu fibreux environnant ; par places, celui-ci disparaît lui-même, et il se forme des espaces sanguins limités par des travées fibreuses, dans lesquelles on ne reconnaît plus de parois vasculaires distinctes. L'altération continuant dans ce sens, les travées peuvent aller s'amincissant de plus en plus ; dans d'autres cas, au contraire, elles s'épaississent, et il

peut se faire ainsi une véritable transformation fibreuse d'un angiome primitivement caverneux.

Telle était du moins l'impression qui résultait de
l'étude de la pièce, provenant du service de M. Duplay, dont nous avons donné plus haut la description
(p. 51) ; la tumeur, qui à son centre était franchement caverneuse, qui en ce point déjà était remarquable par l'épaisseur de ses cloisons, semblait à la
périphérie exclusivement formée par du tissu fibreux ;
nous avons vu cependant qu'au milieu de faisceaux
de tissu conjonctif de plus en plus massifs, on distinguait encore des espaces vasculaires allongés,
comme tassés par l'énorme développement de la
masse fibreuse ; de minces bandelettes transparentes
étendues entre leurs parois permettaient d'ailleurs
de reconnaître que ces cavités sanguines, revenues
sur elles-mêmes, étaient construites sur le même type
que celles plus dilatées qui occupaient les parties
centrales de la tumeur.

Bérard (1) a depuis longtemps signalé la possibilité
de la guérison spontanée des tumeurs érectiles, à la
suite d'ulcérations successives, suivies de cicatrisa-
tion ; ce travail pathologique, amenant la formation
d'un véritable tissu fibreux cicatriciel, entraînerait
peu à peu l'oblitération partielle ou complète des cavités sanguines. D'autres auteurs (2) ont supposé que
le même résultat pourrait être obtenu sans ulcération,

---

(1) Bérard et Denonvilliers, *Compendium de Chirurgie*, t. I,
p. 630.

(2) Lücke. *Die Combinationen der cavernösen Geschwülste und ihre
Umwandlungen* in *Virchow's Archiv*, 1865, t. XXXIII, p. 330 (334),
Boeckel. Article *Tumeurs érectiles* in *Nouveau Dictionn de méd. et
de chir. pratiq.*, t. XIII, p. 735.

et par simple épaississement, dès cloisons qui limitent
es espaces vasculaires; mais nous ne connaissons
pas d'étude anatomique qui démontre la réalité de
ce fait. Bœttcher (1) cependant a décrit avec soin une
altération spéciale du foie consistant en nodosités fibreuses, qu'il croit pouvoir considérer comme résultant de la transformation fibreuse de tumeurs primitivement caverneuses.

Le fait de M. Duplay, dont nous venons de faire
mention, nous paraît être un exemple d'une transformation analogue se produisant spontanément dans un
angiome sous-cutané.

La disparition spontanée des tumeurs érectiles
n'est pas, du reste, inconnue (2) ; mais on n'a pu
jusqu'ici, en l'absence d'autopsie, émettre sur le
mode de production de ce phénomène que des hypothèses plus ou moins plausibles.

(1) BOETTCHER (de Dorpat). *Unmwandlung cavernösen Geschwülste
der Leber zu festen narbigen Knoten* in *Virchow's Archiv*, 1863,
t. XXVIII, p. 421.

(2) MOREAU, in *Traité de Pathol. externe* de Vidal (de Cassis),
2ᵉ édit., 1861, t. II, p. 37. CLOQUET, MONOD, *Bull. de la Soc. de chirurgie*, 24 juillet 1852. BIRKETT, *Guy's Hosp. Reports*, 1851, 2ᵉ sér., t. VII,
p. 293. V. AMMON, l. c , p. 134-135, pl. 32, fig 5. (Observ. de dis-
parit. spontanée de tum. érect. cit. par *Virchow*, l. c., p. 378).

ETUDE CLINIQUE.

Observation I (personnelle).

B... (Louis), âgé de 21 ans, horloger, entre le 17 décembre 1872, dans le service de M. le professeur Trélat, à la Charité. Cet homme, de forte santé, et qui ne présente dans ses antécédents aucun fait qui mérite d'être noté, porte, au quart inférieur de la face antérieure de l'avant-bras gauche, une tumeur, pour le traitement de laquelle il a demandé son admission à l'hôpital.

Il y a six ans, il a constaté, au point occupé par cette tumeur, une légère saillie, qui s'est accrue lentement et sans douleur. Elle a acquis aujourd'hui le volume d'une grosse amande ; elle est aplatie, sa forme est assez régulièrement ovalaire : elle semble siéger uniquement dans le tissu cellulaire sous-cutané ; elle n'adhère en effet aucunement à la peau, qui se laisse pincer et plisser à sa surface, et paraît assez mobile sur les parties profondes : les tendons des fléchisseurs se tendent au-dessous d'elle dans les mouvements des doigts, sans lui imprimer de mouvement appréciable. La peau qui la recouvre présente une coloration très-légèrement bleuâtre, qui paraît en rapport avec la présence de veines sous-cutanées assez apparentes, qui l'abordent à sa partie inférieure. A la main la tumeur paraît mollasse, offrant cependant une certaine rénitence, non fluctuante, d'une consistance sensiblement égale partout, rappelant en tous points celle du lipome ; comme celui-ci d'ailleurs elle donnait au doigt, surtout dans sa portion périphérique, la sensation de petits mamelons, peu distincts les uns des autres, se laissant percevoir profondément à travers la peau. Comme le lipome aussi, elle formait une masse très-limitée, nettement séparée des tissus environnants et ne diminuant aucunement de volume par la pression.

Le malade n'accusait au reste aucun symptôme fonctionel ; aucune douleur ni spontanée ni à la pression, aucune gêne dans les mouvements de la main ou de l'avant-bras ; depuis quelque temps cependant il éprouvait un sentiment de fatigue dans tout le membre supérieur gauche, à la suite d'une journée de travail.

Le diagnostic porté fut lipome de l'avant-bras. M. Trélat rendit cependant ses élèves attentifs à ce fait, que la coloration un peu bleuâtre de la tumeur, circonstance insolite dans le lipome, devait laisser quelque incertitude dans le diagnostic.

L'ablation de la tumeur fut néanmoins décidée. Dès que l'incision de la peau eut mis à nu les parties sous-jacentes, on reconnut, à la couleur bleu noirâtre du tissu qui apparaissait au regard, qu'il ne s'agissait point là d'un lipome. L'incision fut prolongée en haut et en bas, de manière à correspondre à toute l'étendue de la tumeur ; la peau put être assez facilement disséquée de droite et de gauche, nulle part elle ne se confondait avec le tissu morbide. La séparation d'avec les parties profondes dut être également faite au bistouri, mais sans qu'il fût besoin d'aller jusqu'à l'aponévrose d'enveloppe des muscles. L'écoulement sanguin fut très-modéré, et ne nécessita aucune ligature. Un pansement compressif et par occlusion (rondelles d'amadou, ouate, compresse et bande) fut posé, pour n'être enlevé qu'au bout de quarante-huit heures. Les suites de l'opération furent des plus heureuses ; le malade quittait l'hôpital, dans les derniers jours de décembre, avec une plaie linéaire presque complètement cicatrisée.

Nous avons donné plus haut (p. 23) la description anatomique de la tumeur.

OBSERVATION II.

(O. Weber, *Müller's Archiv*, 1851, p. 74, pl. ii.) — Note sur une tumeur à la fois télangiectasique, graisseuse et fibroïde.

Amalie Sch..., de Crefeld, enfant de 4 ans et demi, portait, depuis sa naissance, au côté gauche de la nuque, immédiatement au-dessous de la racine des cheveux, une tumeur du volume d'une noisette. Cette tumeur s'accrut peu à peu ; à chaque printemps, en particulier, elle augmentait notablement de volume ; elle parut même, à plusieurs reprises, subir une sorte de tuméfaction périodique. Au moment où la petite malade, après avoir subi divers traitements, fut pour la première fois amenée à l'hôpital (juin 1851), la tumeur était plus volumineuse qu'elle ne le fut plus tard, au moment de l'opération; elle offrait aussi plus de résistance au doigt; son élasticité et sa dureté étaient telles, que l'on pouvait songer à une tumeur fibroïde.

Le jour où elle fut enlevée, elle avait le volume d'une petite pomme; d'une élasticité égale partout, elle présentait cependant une certaine mollesse; elle était peu mobile; la peau, à son niveau, n'était aucunement altérée. Il parut probable, à ce moment, que l'on pouvait songer plutôt à une tumeur graisseuse.

L'opération fut pratiquée le 4 juillet 1851, par le professeur Wutzer; on fit à la peau une incision en T; la tumeur fut facilement séparée de l'aponévrose de la nuque, sans que la dissection atteignît aucunement les muscles de la région; l'écoulement sanguin fut modéré; deux petits vaisseaux seulement furent liés. La guérison suivit rapidement, sans accidents.

L'examen de la pièce montra qu'elle n'avait point de membrane d'enveloppe; on voyait seulement à la périphérie une couche assez épaisse de tissu graisseux; fait en rapport avec le siége de la tumeur dans le tissu graisseux sous-cutané. A la coupe, il s'échappa une quantité considérable d'un liquide rouge, qui présentait au microscope tous les caractères du liquide sanguin. La surface de section offrait à la vue les caractères suivants : au milieu d'un tissu graisseux, parcouru par des tractus fibreux, on apercevait de nombreux orifices de vaisseaux, les uns petits, les autres plus grands, tous remplis de sang; on voyait en outre, par places, des espaces violet foncé ou bleus, qui, au premier abord, pouvaient être pris pour des dépôts mélaniques; à un examen plus attentif, on reconnut qu'il s'agissait de dilatations comme caverneuses des vaisseaux, remplies de sang coagulé. L'examen microscopique montra d'ailleurs qu'il n'y avait en aucun point de dépôts pigmentaires, mais que partout de nombreux vaisseaux dilatés, remplis de corpuscules sanguins, parcouraient la tumeur.

Le tissu graisseux qui séparait ces vaisseaux était formé de grosses cellules adipeuses groupées en amas entre des faisceaux de tissu fibreux; ces cellules, de forme plus ou moins arrondie, juxtaposées ou empiétant les unes sur les autres, comme c'est le cas ordinaire pour les cellules adipeuses, n'affectaient pas la forme polyédrique par pression réciproque, et offraient la plus grande ressemblance avec les cellules végétales; la pression du verre à recouvrir faisait apparaître de nombreux globules graisseux isolés.

Le tissu fibreux, enfin, qui contenait ces amas graisseux, parcouru, comme il a été dit plus haut, par de nombreux vaisseaux, laissait apercevoir beaucoup de cellules fusiformes, dont les noyaux devenaient évidents par l'action de l'acide acétique, et de nombreux faisceaux de tissu conjontif, les uns simples, les autres ondulés et tortueux, disposés sans arrangement régulier.

En résumé, il s'agissait ici d'une néoformation tenant de la télangiectasie, du lipome et du fibroïde; ces deux dernières formes sont assez souvent combinées, tandis que la première est rarement compliquée. Il est probable que la télangiectasie était la lésion congénitale, primitive; la graisse et les faisceaux de tissu fibreux s'étaient plus tard interposés aux vaisseaux dilatés. La fréquence plus grande des télangiectasies congénitales parle en faveur de cette hypothèse.

A cette manière de voir se rapporte aussi la tuméfaction périodique notée plus haut.

On manque malheureusement de renseignements plus précis sur l'état de la tumeur à un âge moins avancé de l'enfant.

Il est probable qu'un grand nombre de vaisseaux étaient oblitérés; on s'explique ainsi l'écoulement sanguin modéré qui accompagna l'opération, au lieu de ces hémorrhagies qui sont l'un des périls de l'ablation des télangiectasies.

Cette observation montre à nouveau combien sont fréquentes, dans la nature, ces complications de formes de tumeurs décrites isolément par les pathologistes, et combien difficile est souvent un diagnostic précis et juste.

Nous avons reproduit presque en entier la note de O. Weber, parce qu'il nous paraît que son observation offre, avec la nôtre, les plus grandes ressemblances. Nous ne savons, en effet, sur quel motif il s'appuie pour supposer que, dans ce cas, la production de graisse fut secondaire. Il nous semble plutôt que, comme dans les points de notre tumeur où le

tissu fibreux et les vaisseaux formaient la lésion pré-
dominante, les vésicules adipeuses arrondies, dé-
couvertes entre les faisceaux du tissu conjonctif,
peuvent être considérées comme les restes du tissu
adipeux normal envahi, et déjà presque complètement détruit. Ce fait, dans nos préparations, était
très-évident (v. p. 34 et pl. i, fig. 2, 3, 4).

Nous ferons une remarque analogue au sujet de
l'observation suivante.

Observation III.

Lücke, *Handbuch der allgemein. und speciell. Chirurgie von Pitha und
Billroth*, Bd. I, Abth. 1, p. 263.

Un garçon de 12 ans portait depuis son enfance, à la face
antérieure de l'avant-bras gauche, une tumeur d'un bleu rou-
geâtre, molle, présentant quelques alternatives de volume, ne
dépassant guère cependant celui d'une noisette. Dans l'hiver
1867-68, la tumeur commença à prendre un plus grand ac-
croissement, et à causer quelque gêne à l'enfant. Au moment
où Lücke l'observa pour la première fois, elle était grosse environ comme une noix, était située sous la peau, donnait au
doigt une sensation lobulée et présentait une coloration rouge
bleuâtre; elle ne se laissait aucunement réduire par la pression, et n'était nullement fluctuante.

Lücke supposa qu'il s'agissait d'une tumeur caverneuse,
dont les cavités sanguines, par suite d'une production locale
de graisse (*durch locale Lipombildung*), avaient perdu leurs
rapports avec la circulation générale et s'étaient oblitérées.
L'examen de la tumeur aurait confirmé ce diagnostic; car on
trouva « du tissu graisseux jeune pénétrant de toutes parts
dans le tissu caverneux, et ayant oblitéré les cavités sanguines »; celles-ci étaient facilement reconnaissables, à l'œil
nu et au microscope, au sang coagulé qu'elles contenaient, et
qui formait comme une injection naturelle.

Cette observation, résumée en quelques lignes

dans l'ouvrage auquel nous l'empruntons, manque, au point de vue de l'étude de la lésion, de détails suffisants pour être longuement discutée. Nous ferons remarquer seulement que l'on pourrait adopter pour ce fait une interprétation différente, et admettre, comme dans le cas précédent, que les cellules adipeuses contenues dans l'épaisseur de la tumeur, n'étaient que les dernières traces du tissu adipeux de la région, considéré comme point d'origine du mal. Si cette hypothèse est exacte, ce fait mérite à tous égards d'être rapproché du nôtre, avec lequel il offre d'ailleurs des analogies si frappantes.

A ces observations nous joignons enfin un résumé de la description donnée par Schuh, des tumeurs qu'il désigne sous le nom de « fongus hématode lobulé. » On verra si le rapprochement que nous avons fait entre ces observations et la nôtre n'a pas quelque raison d'être.

« Lorsque ces tumeurs, dit-il, siégent dans le tissu cellulaire sous-cutané, le mal n'est appréciable que lorsqu'il va jusqu'à former tumeur. Celle-ci présente une surface peu nettement lobulée; elle est molle, offrant cependant une élasticité assez notable; son volume est celui d'une noix, rarement celui d'un œuf. La peau conserve longtemps sa couleur normale... Lorsqu'elle siége assez profondément dans la couche graisseuse sous-cutanée, elle diminue à peine par la pression; les cris, les efforts n'y déterminent de même qu'un changement de volume très-faible ou à peine appréciable. Cette vascularité, relativement si faible, si on la compare aux autres tumeurs du même genre, a fait que, lorsque cette tumeur se développe dans le coussin graisseux de l'orbite et atteint un volume suffisant pour produire une espèce particulière d'exophthalmie, elle a reçu des médecins oculistes le nom de

lipome, bien qu'elle n'ait avec ce dernier d'autres rapports
que son aspect lobulé.

Schuh fait remarquer de plus que l'hémorrhagie qui accompagne l'extirpation de cette variété de tumeurs est toujours
modérée, en partie parce qu'elles sont ordinairement bien
circonscrites et permettent une sorte d'énucléation.

SYMPTÔMES ET DIAGNOSTIC.

Pour résumer en quelques mots les principaux caractères des angiomes simples sous-cutanés circonscrits, nous dirons qu'ils se présentent en général
sous forme de tumeurs bien limitées, d'un volume
moyen, ne dépassant ordinairement pas celui d'une
grosse noix, sans adhérence intime avec les parties
environnantes, superficielles ou profondes ; la peau,
à leur niveau, ne présente aucune altération, ou
seulement une coloration bleuâtre, qui ne paraît autre que celle de la tumeur sous-jacente, aperçue par
transparence. Au toucher, leur consistance est variable, ordinairement un peu rénitente et élastique,
plutôt molle que dure cependant, jamais fluctuante ;
le plus souvent elles sont légèrement lobulées à leur
surface, et donnent au doigt une sensation qui rappelle celle du lipome. Elles n'ont aucun des caractères des tumeurs dites érectiles, ne se laissent
pas réduire par la pression, n'offrent ni battements,
ni souffle appréciables; ne présentent pas en général des alternatives de tuméfaction et d'affaissement périodiques (1); ne changent pas de volume

(1) O. Weber et Lücke notent dans leurs observations que la
tumeur avait paru présenter, dans les premiers temps de son développement, à une époque où les malades n'étaient pas sous leurs
yeux, une certaine tendance à se tuméfier d'une façon périodique ;

sous l'influence des cris, des efforts ou de la position qu'on leur fait prendre. Les vaisseaux environnants, veines ou artères, ne sont pas dilatés. Elles n'occasionnent enfin ni douleur, ni gêne fonctionnelle.

La physionomie toute particulière de ces tumeurs est au reste en rapport avec leur siége et avec leur texture.

L'érectilité des angiomes en général est toujours modérée et souvent assez difficile à percevoir ; elle est manifeste, soit dans les nævi cutanés, où elle se reconnaît surtout aux variations de couleur de la tache vasculaire ; soit dans de grosses tumeurs caverneuses sous-cutanées, ordinairement veineuses, où le sang circule dans de véritables lacs sanguins, et qui, sous l'influence des obstacles apportés à la circulation en retour, augmentent véritablement de volume. L'angiome simple sous-cutané ne se trouve point dans les conditions des tumeurs précédentes : comme le nævus, dont il se rapproche par la disposition des vaisseaux qu'il renferme, il pourrait, à la vérité, présenter des changements de coloration, sous l'influence d'un afflux sanguin plus abondant ; mais sa position trop profonde ne permet pas de les apercevoir. Le stroma fibreux, épais, dans lequel sont compris les vaisseaux dilatés, s'oppose d'ailleurs à des variations notables dans le volume de la tumeur.

mais ce caractère ne paraît pas avoir été constaté avec un degré suffisant de certitude : il manquait au reste absolument, lorsqu'ils purent examiner eux-mêmes la tumeur. Il est possible cependant que ces changements de volume, manifestes à une certaine période de la maladie, cessent d'être appréciables plus tard, à mesure qu'augmente la proportion de tissu fibreux interposé entre les vaisseaux dilatés.

Ce même fait anatomique explique, comme nous l'avons déjà fait remarquer, la consistance spéciale de ces productions ; l'impossibilité toujours constatée de les réduire, même partiellement, par compression ; l'absence complète de fluctuation qu'elles présentent constamment. Nous avons vu également que leur apparence lobulée est en rapport avec leur développement, aux dépens des éléments du tissu adipeux. Ce mode particulier de formation, sur lequel nous avons suffisamment insisté plus haut, rend compte peut-être aussi de la délimitation toujours nette de ces tumeurs.

On le voit, il sera toujours facile de distinguer l'angiome simple circonscrit sous-cutané des tumeurs caverneuses situées dans la même région : celles-ci sont en effet (v. p. 10) ou uniques, mais offrant toujours alors quelques-uns des symptômes propres aux tumeurs érectiles veineuses (réduction partielle, quelquefois fluctuation, gonflement manifeste sous certaines influences, tumeur plus ou moins diffuse, entourée de veines dilatées, etc.) ; ou multiples. et siégeant, souvent en grand nombre, sur le trajet des veines sous-cutanées ; cette dernière variété est rare d'ailleurs, et possède un cachet tout spécial.

Dans certains cas, cependant, l'angiome caverneux sous-cutané présente des caractères tels qu'il est presque impossible, au lit du malade, de le séparer de l'angiome simple. Nous citerons à l'appui de cette remarque l'observation suivante, déjà mentionnée dans la partie anatomique de ce travail (p. 51). M. le Dr Duplay, qui, dans une leçon clinique à l'hôpital de la Pitié, avait signalé ce fait à l'attention de ses auditeurs, a bien voulu compléter lui-même, à ce sujet, les renseignements que nous avions recueillis d'autre part.

OBSERVATION IV (Duplay).

Il s'agissait d'un garçon d'une vingtaine d'années, portant à la jambe gauche, au niveau de la face interne du tibia, à l'union du tiers moyen et du tiers inférieur de cet os, une cicatrice, qui, d'après les renseignements assez vagues fournis par le malade, résultait d'une fracture avec plaie, datant de quelques années. En ce même point, recouverte en partie par le tissu cicatriciel, en partie par la peau saine, se trouvait une tumeur, du volume d'une petite pomme d'api, de forme irrégulièrement sphérique, à base large, de couleur légèrement bleuâtre. Lâchement adhérente aux parties profondes, on pouvait lui imprimer quelques mouvements de latéralité; mouvements assez obscurs, au niveau du point où avait siégé la fracture. La peau qui la recouvrait était mobile. Sa consistance était très-irrégulière; mollasse en certains points, dure en d'autres, dureté qui allait par places jusqu'à une résistance tout à fait fibreuse; nulle part fluctuante. On ne voyait, à la périphérie de la tumeur, aucune veine dilatée; pas de varices d'ailleurs sur toute l'étendue du membre. Cette tumeur, absolument indolente, n'était gênante que par son volume.

Il fut impossible d'obtenir aucun renseignement précis sur la date du début. Le malade était Italien et ne s'exprimait qu'avec peine; il ne put dire si l'apparition de la tumeur avait suivi ou précédé la fracture; il paraissait parfois répondre à ce sujet très-catégoriquement, et affirmait que, depuis longtemps déjà, il avait à ce niveau une petite bosselure; mais à la même question, posée en d'autres termes, il répondait, à un autre moment, de façon à montrer qu'il n'était pas très-certain lui-même du fait qu'il avançait. Il parut du moins évident que la tumeur avait notablement augmenté depuis le traumatisme.

On porta le diagnostic de fibro-lipome, et l'opération fut décidée. A peine la peau fut-elle incisée que l'on fut frappé de la coloration de plus en plus violacée du tissu qu'elle recouvrait; il semblait que l'on tombât sur un paquet de

varices pleines de sang noirâtre. On n'en poursuivit pas moins
la dissection de la peau, qui se laissa facilement séparer de la
surface de la tumeur; la tumeur elle-même fut aisément
détachée des parties environnantes. Au moment où l'on con-
tournait sa face postérieure pour détruire ses connexions profondes, un coup de bistouri porta sur la tumeur elle-même;
il s'écoula aussitôt une quantité telle de sang, que l'on aurait
pu croire qu'une grosse veine avait été ouverte. Rien de pa-
reil n'avait eu lieu; aucun vaisseau volumineux ne venait se
perdre dans la tumeur, qui n'était environnée que d'un tissu
cellulaire lâche. L'extirpation fut rapidement achevée, et
l'écoulement sanguin s'arrêta de lui-même. La plaie, assez
profonde, ne pénétrait cependant pas jusqu'à l'os; la face
interne du tibia n'était pas mise à nu. La tumeur était tout
entière contenue dans les couches sous-cutanées.

Nous avons donné plus haut la description anatomique de la pièce. L'épaississement des travées qui
cloisonnaient les espaces caverneux, la densité
qu'elles avaient acquise en particulier sur certains
points de la périphérie, nous ont expliqué la consistance par places véritablement fibreuse de la
tumeur. Ce caractère, ainsi que le défaut de sensation lobulée de la surface, établissaient seuls, en
l'absence de renseignements plus précis sur le début
de l'affection, quelque différence entre ce fait et le
nôtre. Nous nous demanderons au reste, plus loin,
s'il n'y avait pas entre ces deux tumeurs, même au
point de vue anatomique, une relation plus intime
qu'on n'aurait pu le supposer tout d'abord.

On aura plus de peine encore à établir une ligne
de démarcation tranchée entre les tumeurs de ce
genre et les diverses variétés de fibromes, de lipomes et de fibro-lipomes. Un seul fait, la coloration
bleuâtre de la peau, acquiert, à défaut des caractères
ordinaires des tumeurs érectiles, une grande impor-

tance. Nous avons vu que ce signe, bien qu'il fût peu accentué, et en dépit d'un ensemble de caractères qui portait à songer à un lipome, avait suffi à M. Trélat pour émettre quelques doutes sur la nature purement graisseuse de la tumeur que nous avons observée. On interrogera d'ailleurs avec soin les antécédents du malade, dans la pensée qu'il serait possible de trouver à une époque antérieure quelques traces d'une variation périodique de volume, s'expliquant mal dans l'hypothèse d'une tumeur simplement fibreuse ou adipeuse.

L'âge devra aussi être pris en considération; bien que nous soyons éloigné d'admettre que la tumeur érectile soit toujours une affection de naissance: si cependant la tumeur que l'on observe semble dater de la première enfance, on se souviendra que, plus souvent que le lipome et le fibrome, l'angiome est congénital.

Ce diagnostic, toujours difficile, le sera plus encore si l'on considère que les fibromes et les lipomes peuvent devenir le siége d'une vascularisation anomale.

Ces variétés, peu communes au reste, n'ont guère été étudiées jusqu'ici qu'au point de vue de leur structure (1). Lücke cependant dit que le fibrome caverneux se distingue cliniquement du fibrome ordinaire par le changement de volume qu'il éprouve soit par pression, soit spontanément; ce caractère

(1) NEUMANN. *Beitrag zur Lehre von den cavernösen Geschwülste* in *Virchow's Archiv*, 1861, t. XXI, p. 280, pl. 1 et 2. A. LÜCKE, *Cavernöses Fibroid*, même recueil, 1865, t. XXXIII, p. 330. — V. plus haut. p. 18, note (Lipome érectile).

suffirait aussi à le séparer de l'angiome circonscrit, qui est toujours absolument irréductible.

Nous ne connaissons pas mieux les signes que présentent sur le vivant les lipomes érectiles. M. le professeur Nélaton, cependant, décrivant « une variété peu connue de tumeurs érectiles, qui consiste dans la fusion de la tumeur veineuse avec le lipome, variété assez commune cependant et qu'il a constatée un certain nombre de fois par la dissection, remarque que ces tumeurs mixtes ont l'apparence des tumeurs érectiles, mais présentent ceci de particulier, qu'en les pressant entre les doigts le réseau bleuâtre disparaît, et que l'on retrouve au-dessous un substratum de consistance lipomateuse (1). » Si telle est, en effet, la physionomie ordinaire des lipomes télangiectasiques, il sera facile également de les distinguer des tumeurs que nous avons décrites.

MARCHE. — PRONOSTIC. — ÉTIOLOGIE.

Marche. — Nous avons dû, à plusieurs reprises déjà, avoir recours aux travaux de Schuh pour compléter une étude qui, reposant sur un petit nombre de faits, aurait été sur certains points tout à fait insuffisante. Sa description n'a pas toujours malheureusement toute la précision désirable. Au point de vue de la marche en particulier, question sur laquelle nos observations ne nous fournissent que des renseignements nécessairement incomplets, il est

(1) Nélaton. *Leçon clinique recueillie par* M. Chaillou in *Journal de médecine et de chir. prat.*, 1858, 1re série, t. XXIX, p. 22.

difficile de suivre exactement sa pensée. Il semble.
pourtant que, pour lui, les tumeurs qu'il a observées
se rencontrent sous deux formes distinctes : l'une, superficielle, envahissant rapidement la peau ; l'autre,
plus profonde, qui resterait limitée à la couche sous-
cutanée. C'est à cette dernière variété, remarquable
par sa faible vascularité apparente, que s'applique le
passage du mémoire de Schuh, que nous avons cité
plus haut ; c'est la seule que nous ayons eue en vue
dans le cours de cette étude.

Dans les trois faits que nous avons rapportés, la
peau était intacte au moment où l'opération fut pratiquée ; il est impossible, par conséquent, de dire
d'une façon certaine si elle aurait été ou non atteinte
ultérieurement. Si l'on considère cependant son inté-
grité absolue, malgré le volume relativement considérable de la tumeur ; si l'on remarque de plus la
délimitation si nette de ces productions, on est porté
à croire que cette variété d'angiome peut rester
indéfiniment sous-cutanée. Elle offrirait une certaine
tendance, sinon à rester stationnaire, du moins à ne
se développer pour ainsi dire que sur place, sans
s'étendre davantage ni en surface ni en profondeur.
M. le professeur Broca a, il nous semble, émis une
pensée analogue à la nôtre, lorsque dans le passage
que nous avons reproduit plus haut, il fait remarquer
que « ces tumeurs, sans cesser de s'accroître, n'ont
plus de tendance à se propager ni à se compliquer
de dilatations vasculaires. »

Si cette hypothèse est vraie, on pourrait admettre
que la tumeur observée par M. Duplay avait
été primitivement tout à fait semblable à celles

que nous étudions ; que cet angiome, caverneux au moment de l'opération, exclusivement sous-cutané et manifestement circonscrit (circonstance qui n'est pas ordinaire dans les angiomes sous-cutanés en général), était au début un angiome simple, circonscrit également, développé aux dépens du tissu cellulo-adipeux. Ce n'est là, il est vrai, qu'une supposition au sujet de laquelle l'étude anatomique de la pièce ne nous a pas donné de renseignements tels que nous puissions en affirmer la réalité.

Pronostic. — Ces remarques ont une certaine importance au point de vue du pronostic. En effet, si ces tumeurs peuvent envahir la peau, s'étendre même aux parties profondes (Virchow), elles ont la gravité des angiomes cutanés et sous-cutanés diffus, et peuvent, en particulier, devenir le siége d'ulcérations et d'hémorrhagies, qui ne sont pas toujours sans danger. Si, au contraire, on admet qu'elles demeurent, longtemps du moins, limitées au tissu cellulaire souscutané, qu'elles peuvent, à la vérité, augmenter de volume, mais en restant toujours bien circonscrites et sans offrir jamais aucune tendance à se propager au loin, leur pronostic est relativement bénin ; d'autant plus qu'elles ne s'accompagnent pas de dilatation des vaisseaux avoisinants, et qu'à toutes leurs périodes elles peuvent être extirpées sans crainte d'hémorrhagie.

Etiologie. — Schuh affirme que le « fongus vasculaire sous-cutané profond » est le plus souvent congénital. Dans les observations de O. Weber et de Lücke,

les tumeurs existaient également à la naissance. Dans
la nôtre, elle avait paru ne se développer que vers l'âge
de 15 ans; on pouvait au reste se demander si elle
n'existait pas depuis plus longtemps et n'avait pas
passé inaperçue à cause de son petit volume et de sa
situation profonde.

TRAITEMENT.

Nous n'avons, au point de vue du traitement,
qu'une courte remarque à présenter. En effet, si de
l'étude qui précède il résulte, pour le lecteur comme
pour nous, la conviction, que ces tumeurs sont
situées sous la peau, nettement limitées, vasculaires il est vrai, mais relativement indépendantes des
vaisseaux environnants, susceptibles par conséquent
d'être enlevées tout entières sans crainte sérieuse
d'hémorrhagie, il serait évidemment superflu de dis-
cuter à leur sujet les nombreuses méthodes préconi-
sées pour le traitement des tumeurs érectiles en
général. Dans toutes les observations que nous avons
rapportées, l'ablation a pu être faite au bistouri, et
a donné les meilleurs résultats. Il semble donc naturel de se borner à cette thérapeutique à la fois
simple, efficace et sans péril. Ce travail n'aurait-il
servi qu'à faire bien ressortir ce point de pratique,
qui acquiert une importance capitale, comme nous
le montrerons plus tard, lorsque ces tumeurs occupent une région d'un accès plus difficile, telle que la
cavité orbitaire par exemple, ce serait pour nous une
excuse suffisante de l'avoir entrepris.

APPENDICE.

ANGIOMES CIRCONSCRITS DE L'ORBITE.

Nous avions espéré pouvoir, sous forme d'appendice à notre travail, présenter, sur les tumeurs érectiles de l'orbite, quelques considérations qui auraient été comme la suite naturelle et le complément de notre étude sur les angiomes circonscrits sous-cutanés. Nous aurions voulu montrer que dans le tissu adipeux de la cavité orbitaire, de même que dans le tissu cellulo-adipeux sous-cutané, il peut se développer deux variétés d'angiomes : l'une, tout à fait semblable à la tumeur érectile veineuse sous-cutanée des auteurs, diffuse, molle, quelquefois fluctuante, réductible, se tuméfiant sous l'influence des obstacles apportés à la circulation veineuse, débutant souvent par les paupières (1) ; l'autre, formant une tumeur bien limitée, de consistance ferme, quelquefois assez nettement lobulée, irréductible, ne présentant pas ordinairement des alternatives de tuméfaction et d'affaissement, laissant toujours intacte, malgré son volume souvent considérable, la peau des paupières. Nous aurions essayé d'établir que, par leur texture et leur mode de développement, ces angiomes circonscrits de l'orbite sont exactement comparables à l'angiome circonscrit sous-cutané ; que, comme ce dernier, ils se développent aux dépens des

---

(1) DEMARQUAY. Tumeurs de l'orbite, p. 351, 355 ; et WECKER, Traité des maladies des yeux, 2ᵉ édition, tome I, p. 801.

éléments du tissu adipeux, et n'offrent aucune tendance à se propager au delà des limites du coussinet graisseux de. la cavité orbitaire ; qu'ils déplacent seulement, à mesure que leur volume augmente, en les repoussant sans les envahir, les tissus qui les environnent ; qu'ils peuvent enfin, eux aussi, et par la même raison anatomique, être enlevés sans crainte d'hémorrhagie, et, s'ils le sont à temps, sans dommage pour le globe oculaire.

Le temps nous manque pour faire cette étude d'une façon complète. Nous nous contenterons d'indiquer les principaux documents qui lui auraient servi de base.

Nous avons vu que Schuh, dans son premier mémoire sur la télangiectasie, avait déjà signalé l'existence, dans la cavité de l'orbite, de tumeurs tout à fait semblables à celles qu'il avait observées sous la peau, tumeurs qui, d'après lui, auraient été souvent décrites par les oculistes sous le nom de lipomes. Plus tard, dans un travail sur les tumeurs de l'orbite (1), il revient sur ce point et rapporte, en les résumant, deux faits de « fongus hématode lobulé » observés par lui chez l'adulte.

OBSERVATIONS I ET II.

Dans ces deux cas, tout le tissu graisseux de l'orbite était envahi ; l'œil faisait une énorme saillie, sans avoir éprouvé cependant aucun changement dans son volume, son aspect et sa consistance ; la tumeur qui l'environnait de toutes parts, et l'enclavait au point de le maintenir dans une immobilité presque absolue, formait une masse molle, élastique, indolore à la pression, recouverte par les deux paupières distendues et de couleur bleuâtre. Sur l'un des malades on put,

____

(1) WIEN. Med. Wochenschrift, 1861.

travers la paupière inférieure, reconnaître par le toucher un lobule, du volume d'une amande, assez distinct de la masse principale, et de même consistance que celle-ci ; sur l'autre on put distinguer deux lobules. La température locale était un peu élevée. Douleurs par moments assez vives, par tiraillement des nerfs. Dans les deux cas, la vue se perdit par gangrène presque subite de la cornée ; on se décida alors à pratiquer l'extirpation des tumeurs, opération *qui se fit presque sans perte de sang*, et avec le plus heureux succès.

En compulsant les *Bulletins de la Société anatomique* dans l'espoir de trouver, parmi les nombreuses observations de tumeurs érectiles qui y sont contenues, quelque fait semblable à celui qui a servi de point de départ à cette étude, nous avions été nous-même frappé par le suivant, qui offrait avec le nôtre cette analogie, que la tumeur était lobulée, bien limitée et avait pu être enlevée presque sans écoulement sanguin. On verra que la circonscription de la tumeur était tellement nette qu'il s'éleva dans la Société quelques doutes sur sa véritable nature.

OBSERVATION III.

M. Broca fait voir une tumeur érectile de la cavité orbitaire, enlevée par M. Paris (de Lille). Elle est d'une couleur rouge louche, *lobulée ;* quelques lobules ne sont même retenus que par des pédicules celluleux. A la coupe, on observe des portions plus foncées en couleur, d'un aspect réticulé, qui rappellent parfaitement le bulbe de l'urèthre ; d'autres. plus claires, presque rosées, un peu plus compactes, mais ayant la même disposition fondamentale, les mêmes aréoles vasculaires. Il ne semble pas douteux que ce soit une tumeur érectile. Il y a là cependant une circonstance gênante, c'est la circonscription nette et franche de la tumeur, *circonscription si nette, qu'on n'a eu à faire qu'une seule ligature d'artère pour arrêter l'hémorrhagie* (1).

(1(Bulletins de la Soc. anatomique, 1856, t. XXXI, p. 79.

Virchow (1), dans son *Traité des tumeurs*, consacre un paragraphe aux angiomes de l'orbite; mais il s'attache surtout à bien établir leur existence, qui avait été contestée. Il cite en particulier l'observation de Paris, et une autre semblable empruntée à von Græfe, mais sans leur faire une place à part parmi les tumeurs érectiles de l'orbite.

L'observation de von Græfe, fort longuement rapportée par l'auteur dans les *Archives d'ophthalmologie*, a été résumée dans le troisième volume du Traité de Mackenzie; on le trouvera également, avec plus de détails, dans celui de M. le Dr Wecker.

OBSERVATION IV.

VON GRAEFE. *Archiv f. Ophthalm.*, 1860, B. VII, Abth. II, p. 11; MACKENZIE, *Traité pratique des maladies de l'œil*, 3e vol. (supplément), p. 162; WECKER, *Traité des maladies des yeux*, 2e édit., t. I, p. 796.

N. S..., âgé de 55 ans, tempérament sanguin, santé généralement bonne, s'aperçut en 1848, étant à la chasse, qu'il voyait moins bien de l'œil droit; plus tard cet œil devint plus saillant et écarta les bords de la fente palpébrale; l'exophthalmos et l'affaiblissement de la vision allèrent en progressant. Le malade fut examiné une première fois par M. de Græfe, en 1856. La cornée de l'œil malade était de 5 lignes plus proéminente que celle de l'autre œil; les mouvements de rotation du bulbe en haut avaient diminué de moitié. En explorant avec précaution l'orbite, on y découvre une tumeur située derrière le bulbe, en haut et en dehors, qui s'étend en avant sous la voûte orbitaire, et qui se termine près de la glande lacrymale, par une *surface bosselée, élastique, nullement dure.*

Tache centrale nuageuse du champ visuel; hypéropie et légère diminution du pouvoir d'accommodation. A l'ophthal-

(1) VIRCHOW, l. c. p. 357.

moscope, la papille est légèrement gonflée et trouble; quelques veines rétiniennes dilatées et onduleuses.

En 1857, la proéminence de l'œil était encore un peu plus prononcée. Le globe oculaire se herniait, principalement quand la tête était le siége d'un afflux sanguin. Le malade éprouvait même parfois de la difficulté à replacer cet œil en arrière de la paupière inférieure. La faculté visuelle baissait alors considérablement, et le malade ne pouvait plus lire de forts caractères qu'en s'aidant de verres grossissants

Tous les symptômes s'aggravèrent successivement, et, au mois d'août 1859, on dut procéder à une opération. A cette époque, il n'existait plus qu'une faible perception de la lumière; la papille et la rétine étaient en pleine voie d'atrophie par compression. Pendant onze années, la tumeur n'avait jamais été, si ce n'est tout à fait au début, et pendant quelques mois seulement, le siége d'aucune douleur.

Le bulbe oculaire extirpé d'après la méthode Bonnet, la fente palpébrale élargie en dehors, on incisa la capsule de Ténon au-dessus du nerf optique, et l'on mit à nu une tumeur bleu-noirâtre, séparée de la capsule de Ténon par du tissu adipeux sain ; *il fut facile de la détacher et de l'extraire en entier sans hémorrhagie.*

La guérison se fit très-bien, et les muscles de l'œil ayant été conservés, le moignon garda une mobilité suffisante; on put y appliquer, dans la suite, un œil artificiel.

L'œil et la tumeur furent examinés immédiatement après l'opération par le Dr Junge : la rétine était atrophiée, plutôt paraît-il par suite de la pression de la tumeur sur le nerf optique que sur le globe lui-même. La tumeur avait une forme irrégulièrement ovoïde, *mamelonnée* à sa face antérieure ; à sa face inférieure existait un sillon qui correspondait au nerf optique. Ses dimensions, après qu'elle eut perdu environ un tiers de son volume, par la sortie du sang qu'elle renfermait, était de 35 millimètres de long sur 22 à 26 de large. Sur une coupe, on put y constater une texture réticulée, dans laquelle les mailles représentaient les espaces vasculaires, et le réseau, les cloisons du tissu cellulaire qui séparaient ces espaces. L'examen histologique montra qu'il s'agissait, dans ce cas, d'une tumeur caverneuse type.

M. Wecker (1) a observé sur l'un de ses malades

(1) *Wecker*, l. c. p. 798.

un fait très-analogue au précédent. Dans ce cas, comme dans nos observations d'angiome sous-cutané, les caractères de la tumeur avaient été tels, qu'on songea plutôt à un fibrome vasculaire qu'à un angiome proprement dit.

Observation V (Wecker).

Mme Lepinay, âgée de 31 ans, vint au mois de juillet 1863 me consulter pour une exophthalmie considérable. Le globe de l'œil avait été chassé hors de l'orbite à peu près dans la direction de son diamètre antéro-postérieur, et faisait une saillie d'environ 1 centimètre, comparativement à l'autre œil. La malade raconte qu'il y a quatorze ans, en tissant du coton, la navette avait sauté vers sa tempe, près de la commissure externe de l'œil droit. A part une forte ecchymose, l'accident n'avait eu aucune suite immédiate. Quinze jours plus tard, l'œil sortit de l'orbite pendant la nuit, au point de constituer une difformité aussi choquante que celle qui existe actuellement. Cette procidence rétrograda peu à peu, mais l'œil ne reprit pas complètement sa position normale. Environ deux ans plus tard, il commença à proéminer de nouveau, et la saillie acquit, dans l'espace de douze années, le degré qu'elle a aujourd'hui. Quelques douleurs ciliaires se firent sentir au début, mais ce n'est en réalité que le volume de la tumeur qui inspira des inquiétudes à la malade. La mobilité du globe est abolie presque complètement en haut et en dehors, très-fortement réduite en dedans et en bas. La vision a baissé au point que la malade ne distingue les doigts qu'à 4 pieds de distance. Le champ visuel est sensiblement rétréci dans tous les sens, les veines de la pupille sont grosses et tortueuses, les artères amincies, le disque du nerf optique faiblement nacré dans sa totalité. Au toucher, on perçoit une tumeur *mollasse, faiblement bosselée*, qui enveloppe toute la sphère postérieure du globe de l'œil, mais proémine surtout en haut et en dehors, et, en ce dernier point, a manifestement soulevé le muscle droit externe qui fait relief sous la conjonctive. La tumeur ne montre aucune sensation de fluctuation, ni de vibration ; l'auscultation ne donne aucun résultat, pas plus que la compression de la carotide et des veines jugulaires. Le dia-

gnostic inscrit sur le registre porte : *tumeur fibreuse, probablement très-vasculaire*.

Le 24 juillet, après avoir anesthésié complètement la malade, on procède à l'extirpation de la tumeur. Je pratique une
incision du côté supéro-externe, à 1 centimètre de distance de
la cornée, mettant à nu, par le dégagement du tissu sous-con-
jonctival, les muscles supérieur et externe droits. Après avoir
pénétré un peu plus en arrière, on voit apparaître une tumeur
bleuâtre, que je m'efforce de détacher aussi complètement que
possible du globe de l'œil, avec les ciseaux fermés. Je recon-
nais bientôt que, pour isoler davantage cette tumeur de la
partie postérieure du globe, et pour ne pas sectionner par un
imprudent coup de ciseaux le nerf optique sur lequel elle était
implantée, il fallait détacher le droit supérieur et le droit externe près de leur insertion. Cela fait, je réussis, après un travail fort pénible de trois quarts d'heure, et en n'employant les
ciseaux qu'avec la plus grande réserve, à retirer une tumeur
de la grosseur d'une noix, *faiblement bosselée*, et entourée d'une
sorte de capsule fibreuse. *L'écoulement du sang avait été très-
modéré*, quoiqu'il eût été impossible de ménager complètement
la tumeur. Un bandeau compressif fut appliqué, et, après dix
jours, la malade quitta la clinique sans qu'il se fût montré
trace de suppuration. Le globe de l'œil n'était pas complètement rentré dans l'orbite, la mobilité était abolie dans tous
les sens, et la paupière supérieure complètement abaissée. Peu
à peu, l'exophthalmie disparut, au point même que l'œil parut un peu plus enfoncé que l'autre, et la mobilité se rétablit.
La paupière ne resta que très-peu abaissée, et seuls les mouvements en haut tardèrent beaucoup à revenir, ce qui m'en-
gagea, huit semaines après l'opération, à pratiquer, sans
grande amélioration, la section du droit inférieur. La vision
diminua sensiblement à partir du moment où l'œil rentra dans
l'orbite. Actuellement, c'est-à-dire quinze mois après l'opération, la malade compte à peine les doigts à 1 pied de distance. Les vaisseaux rétiniens, surtout les artères, se sont sensiblement amincis, et la section du nerf, probablement par
suite de la rétraction du tissu cicatriciel voisin, est faiblement
excavée, et a pris une teinte franchement nacrée.

La malade, quoique ayant perdu du côté de la vue, est très-
satisfaite d'être débarrassée d'une difformité aussi choquante.

La tumeur ressemblait beaucoup, comme grandeur et
comme aspect, à la section de l'angiome caverneux enkysté,

représenté par M. Virchow (1). Elle était aussi entourée d'une couche de tissus condensés, mais elle montrait des espaces vasculaires plus larges et en nombre proportionnèllement égal. La structure réticulée de la tumeur ressort surtout lorsqu'on évacue le sang des aréoles par la pression; le tissu prend alors une teinte franchement grisâtre.

L'examen microscopique fait par M. Cornil démontre que la tumeur est exclusivement composée d'un tissu fibreux, circonscrivant de nombreux espaces vasculaires de différentes dimensions, dont les parois ne sont pas recouvertes d'une couche épithéliale, et dans l'épaisseur desquelles on ne trouve que peu de fibres élastiques et pas de fibres musculaires.

Nous devons enfin à l'obligeance de notre excellent ami M. le Dr Terrier la connaissance des deux faits suivants, qui méritent à beaucoup d'égards d'être rapprochés des précédents.

OBSERVATION VI.

Hodges, *Boston medic. and surgic. Journal*, t. LXXI, p. 417, et *Annales d'oculistique*, 1866, t, LV, p. 87.

Un homme, âgé de 58 ans, entra à l'hôpital général de Massachussets le 9 juillet 1861. En 1841, son œil droit avait été atteint d'iritis; en 1847, une petite tumeur apparut en dessous de l'œil; son volume n'était pas constant. En 1860, elle repoussa le globe hors de l'orbite. Une ponction exploratrice faite à cette époque donne seulement lieu à issue de sang. Au moment où le malade se présente, l'exophthalmos a atteint un degré énorme; l'aspect du malade est hideux; la tumeur semble dépasser en volume un œuf de poule, chassant l'œil en avant et en dehors. La tumeur est élastique, mobile en une certaine mesure, parfaitement ronde et sans lobules. On n'y sent ni pulsation, ni douleur à aucune époque; « c'est un corps mort », dit le malade.

La tumeur, enlevée sans accident, *sans qu'il fût nécessaire d'appliquer une ligature*, était de la grosseur d'un œuf, unic

______

(1) C'est le fait de von Graefe, précédemment rapporté. Virchow l'a fait représenter dans son *Traité des tumeurs*, édit. allem., t. III, p. 331, fig. 232. La même figure est reproduite par M. Wecker, l. c.

dans.sa forme ovoïde; à la section, elle offrait les caractères du tissu caverneux et était remplie de sang; elle ressemble en tout au tissu du pénis et se distend par l'insufflation comme un poumon emphysémateux. Au microscope, on n'y reconnaît aucun vaisseau, nul autre tissu que du tissu caverneux. La tumeur est enfermée dans une forte capsule où l'on ne découvre *aucun vaisseau pénétrant.*

OBSERVATION VII.

(Holmes, E.-L. *Chicago med. Journ.*, t. XXVIII, no 1, p. 1, janvier 1871, et *Annales d'oculist:*, 1871, t. LXV, p. 278.)

Une femme, âgée de 48 ans, était atteinte d'un exophthalmos considérable de l'œil gauche. La cornée avait un aspect normal, mais elle était fortement déviée en dedans et un peu en bas. La pupille était immobile, la paupière supérieure fortement tendue, et le bulbe n'exécutait presque plus aucun mouvement. A la région supérieure et externe de l'orbite se trouvait une tumeur à saillie très-prononcée.

La cause de cette affection était inconnue. Afin de pouvoir se fixer sur la nature de la tumeur, on résolut d'en exciser une petite portion pour la soumettre à l'examen microscopique. On fit une incision entre la paupière et le globe oculaire, vers la partie supérieure et externe du bord orbitaire; mais aussitôt, toute la glande lacrymale vint faire hernie à travers la plaie de la conjonctive. On en fit l'extraction. L'introduction du doigt dans la plaie fit reconnaître une tumeur *parfaitement circonscrite,* assez dure, remplissant à peu près toute la moitié externe de l'orbite. L'examen microscopique des tissus avoisinants n'amena la découverte de rien de suspect.

L'auteur fit dans la tumeur une incision qui donna issue à 8 ou 10 grammes d'un liquide sanguinolent. Au moyen d'une pince et d'un scalpel, il put enlever tout le kyste. Après l'extraction de ce dernier, il reconnut la présence, au-dessous et en dehors du bulbe, d'une *seconde tumeur, qu'il délogea avec la plus grande facilité.* L'œil reprit alors sa position normale. Il est fort remarquable que cette seconde tumeur *n'ait contracté presque aucune adhérence avec les tissus dont elle était entourée.*

Pendant l'opération, ni le nerf optique, ni les muscles de l'œil ne furent lésés.

Au bout de quinze jours, la plaie était guérie, et l'œil avait retrouvé toute sa mobilité.

La tumeur, enveloppée d'une fine capsule, avait 1 1/4 de

pouce de longueur, 2/3 de largeur, et 3/8 d'épaisseur. A l'intérieur, elle était cloisonnée et composée de petites loges sans communication entre elles, et remplies de sang. La structure de cette tumeur ressemblait beaucoup à celle du corps caverneux. Bien que la membrane d'enveloppe fût très-riche en vaisseaux, *ces derniers ne paraissaient pas avoir pénétré dans l'intérieur de la tumeur.* On ne put, en effet, découvrir dans celle-ci ni artères, ni veines, ni nerfs.

La différence la plus importante que nous remarquions, entre cette série d'observations et celle qui a servi de base à notre étude sur l'angiome circonscrit sous-cutané, consiste en ce fait que, dans la plupart des cas que nous venons de rapporter, l'angiome paraît avoir été caverneux, tandis que dans le nôtre il était simple. Cette circonstance tient selon nous à l'âge différent des tumeurs observées; dans toutes les observations précédentes, en effet, l'affection, au moment de l'opération, datait déjà d'une époque relativement éloignée, l'angiome simple avait pu subir dans toutes ses parties la transformation caverneuse, évidente seulement en certains points de notre tumeur. Pour nous, il n'y aurait entre ces deux formes d'angiomes qu'une différence de siége. Cette question, pour être complètement élucidée, exigerait au reste des développements que nous sommes obligé de laisser de côté.

Un fait du moins résulte de la lecture des observations qui précèdent, et nous voulons le mettre en relief, c'est que les angiomes de l'orbite, comme certains angiomes sous-cutanés, sont parfois nettement circonscrits, sans rapports intimes avec les vaisseaux environnants, et que sous cette forme leur ablation est possible et peut être faite sans danger.

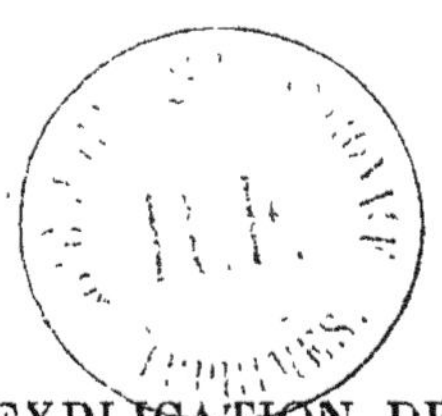

EXPLICATION DES PLANCHES.

Pl. I, fig. 1 à 4 et pl. II, fig. 1 et 2. — Angiome simple du tissu
cellulo-adipeux, subissant par place la transformation caverneuse.
Pl. II, fig. 3 et 4. — Angiome caverneux.

PLANCHE I.

Fig. I. (Oc. 3 ; obj. 2 (Hartnack) ; tube baissé. Gross. 20 diam.)
montrant réunis sur un même point les divers degrés de la
lésion.
A. Lobule de la tumeur où le tissu adipeux devient le siége
d'une vascularisation anomale.
    a. Vaisseaux capillaires, à divers degrés de dilatation, appa-
raissant entre les vésicules adipeuses qu'ils écartent.
    a'. Vaisseaux capillaires plus dilatés entourés de faisceaux
plus nombreux de tissu conjonctif.
    b. Vésicules adipeuses.
    b'. Grosse gouttelette de graisse provenant de vésicules adi-
peuses ouvertes par la coupe.
    c. Tissu conjonctif contribuant avec les vaisseaux à écarter
les unes des autres les vésicules adipeuses.
    c', Tissu conjonctif plus dense s'accumulant autour de vais-
seaux plus dilatés.
B. Lobule voisin ; le tissu adipeux disparaît peu à peu devant les
progrès de la dilatation vasculaire.
    à gauche : *a.* Vaisseaux très-dilatés formant des espaces san-
guins encore réguliers.
    b. Vésicules adipeuses de plus en plus rares, et isolées dans
le tissu fibreux.
    c. Tissu fibreux interposé aux vaisseaux dilatés.
    à droite: Autre point du même lobule ; lésion analogue
moins avancée: les capillaires dilatés et le tissu fibreux
se substituent 'peu à peu au tissu adipeux (*mêmes lettres*).
C. Tissu conjonctif lâche, formant cloison de séparation entre
les deux lobules.
Fig. 2, 3, 4 (Oc. 3 ; obj. 4 (Hartnack); fig. 2. tube baissé Gross.
70 diam. : fig. 3 et 4. tube tiré Gross. 100 diam.) montrant à un
plus fort grossissement les diverses phases de la lésion.
    a. Vaisseaux encore peu dilatés, apparaissant entre les vési-

Monod.   7

cules adipeuses écartées (fig. 2) ; plus volumîneux et présentant surtout un énorme épaisissement de leurs parois (fig. 3) ; formant des espaces sanguins considérables, à parois distinctes, mais très-amincies (fig. 4).

b. Vésicules adipeuses—nombreuses, mais écartées les unes des autres par des vaisseaux dilatés et des faisceaux de tissu conjonctif (fig. 2) s'isolant de plus en plus à mesure que les vaisseaux deviennent plus volumineux (fig. 3) devenant moins nombreuses encore et plus petites (fig. 4).

c. Tissu conjonctif— en faisceaux minces et peu serrés contribuant avec les vaisseaux à écarter les unes des autres les vésicules adipeuses (fig. 2) ; plus nombreux et formant des systèmes concentriques aux vaisseaux plus dilatés (fig. 3) ; devenant dense et fibreux (fig. 4).

PLANCHE II.

Fig. 1. (Même système, tube baissé. Gross. 70 diam.)
Les lettres ont la même signification que dans la planche I.
Les vaisseaux dilatés ont acquis des dimensions colossales; ils sont compris dans un tissu fibreux dense, qui ne contient plus trace de vésicules adipeuses.

Fig. 2, 3, 4. Montrant le mode de transformation caverneuse des angiomes.

Fig. 2. (Même système. Gross. 70 diam.)
Coupe de la tumeur précédente, dans un point où l'angiome passe à l'état caverneux.

    a. Vaisseau encore entier, à parois intactes.

    b. Deux vaisseaux voisins entrant en communication, séparés par une mince travée en partie cachée par des globules sanguins.

    c. Espaces sanguins irréguliers provenant de la fusion en une seule cavité de vaisseaux dilatés.

    d. Grosses travées fibreuses, tapissées de cellules épithéliales, cloisonnant les espaces sanguins.

    e. Fines travées transparentes, recouvertes de cellules épithéliales, paraissant être les restes des parois des vaisseaux primitifs.

Fig. 3. (Même système. Gross. 70 diam)
Coupe mince d'un angiome caverneux à l'état de complet développement,

    c. d. e. Comme dans la figure précédente.

Fig. 4. (Même système, tube tiré. Gross. 100 dram.)
Coupe épaisse de la même tumeur, montrant que les fines travées (e) forment avec les grosses (d) un système cavitaire irrégulier dont on aperçoit sur la figure, grâce à l'épaisseur de la coupe, les divers plans superposés.

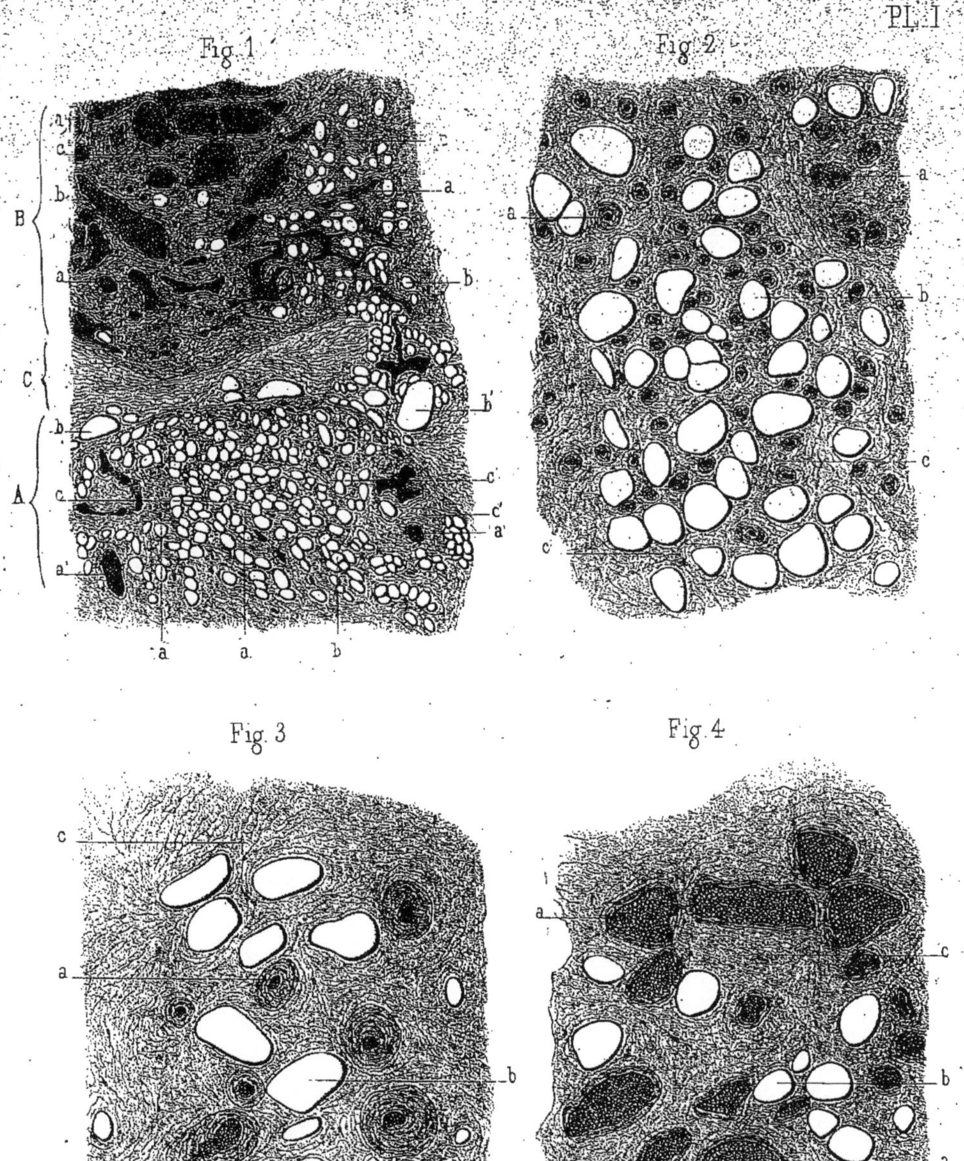

PL. I
Fig 1
Fig 2
Fig. 3
Fig. 4
F. Renaudot del et lith.
Imp Lemercier & Cie Paris

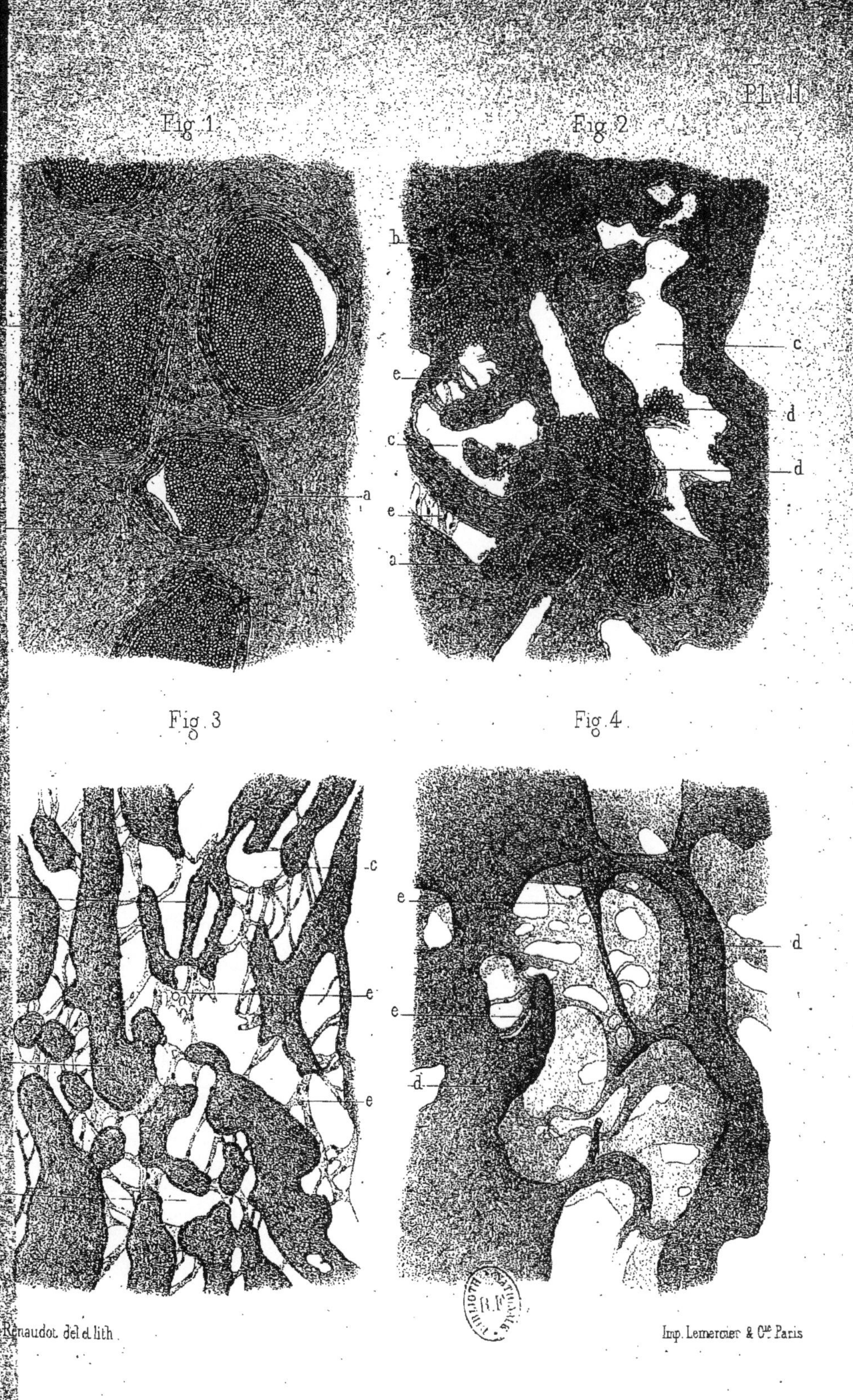

Fig 1
Fig 2
Fig. 3
Fig. 4
Pl. II
a
b
c
d
e
F. Renaudot del. et lith.
Imp. Lemercier & Cie Paris

TABLE DES MATIÈRES.

Paris. A. Parent, imprimeur de la Faculté de Médecine, rue Mr-le-Prince, 31.

www.ingramcontent.com/pod-product-compliance
Ingram Content Group UK Ltd.
Pitfield, Milton Keynes, MK11 3LW, UK
UKHW020944140726
13695UKWH00003B/1190